■担当編集委員
西良浩一
徳島大学大学院医歯薬学研究部
運動機能外科学教授

■編集委員
宗田 大
東京医科歯科大学大学院医歯学総合研究科
運動器外科学教授

中村 茂
帝京大学医学部整形外科学教授

岩崎倫政
北海道大学大学院医学研究科
整形外科学教授

西良浩一
徳島大学大学院医歯薬学研究部
運動機能外科学教授

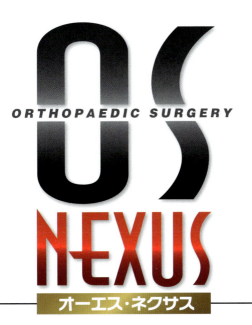
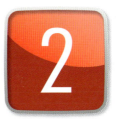

頚椎・腰椎の後方除圧術

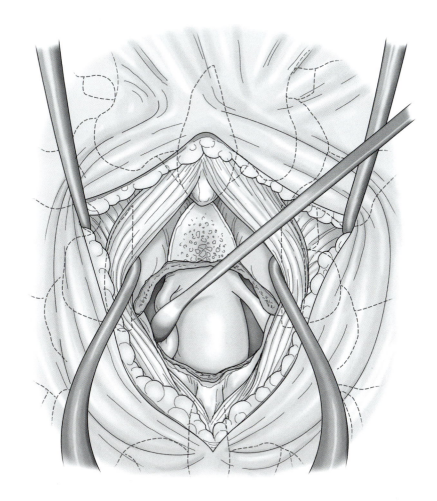

MEDICAL VIEW

本書では，厳密な指示・副作用・投薬スケジュール等について記載されていますが，これらは変更される可能性があります。本書で言及されている薬品については，製品に添付されている製造者による情報を十分にご参照ください。

OS NEXUS No.2
Decompression surgery for the cervical and lumbar spinal disorders

(ISBN 978-4-7583-1381-0 C3347)

Editor：KOICHI SAIRYO

2015.5.1　　1st　ed

©MEDICAL VIEW, 2015
Printed and Bound in Japan

Medical View Co., Ltd.
2-30 Ichigayahonmuracho, Shinjyukuku, Tokyo, 162-0845, Japan
E-mail　ed＠medicalview.co.jp

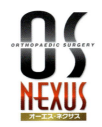

序文

　この度,『OS NEXUS』No.2「頚椎・腰椎の後方除圧術」を上梓させていただく運びとなりました。

　後方除圧術は脊椎外科の基本手技です。除圧はできないけれど,固定術,矯正術,骨切り術などが得意な先生はいません。脊椎外科医としてまず確実な後方除圧術を習得する必要があります。従いまして,本書は,これから脊椎外科を始める,あるいは始めたばかりの若い年代の先生方に理解していただきやすい内容となっております。一方で除圧術も日々進化しております。特に低侵襲化には目覚しいものがあり,本書ではベテランの先生方にも役立つ,後方除圧の最前線を知っていただける内容と致しました。

　脊椎脊髄外科は,整形外科医と脳神経外科医が行っているのが国内での現状です。整形外科が得意な分野,脳神経外科が得意な分野があります。今回,大阪大学脳神経外科の岩月幸一氏にご協力をいただき,脳神経外科領域でご活躍の先生方にも執筆していただきました。本書は,整形外科と脳神経外科の両分野で構成されており,今後の両科の未来を見据えたこれまでにない豊富な内容となっております。

　除圧術の総論として,ノミやケリソンの基本的手法は大切です。特に腰椎除圧をノミで行うことが大切で,脊椎外科の醍醐味でもあります。ノミでの除圧は,固定術の際での局所骨採取にも役立ちます。さらに,頚椎や胸椎の手術ではエアドリルは欠かせません。さまざまなドリルピースの意味を熟知していただきたいと思います。また,近年minimally invasive surgery (MIS) が進化してきました。内視鏡,顕微鏡の進歩に加え,各種MIS用開創器が開発されています。MIS開創器の最近の進歩もご堪能下さい。

　各論では,頚椎と腰椎の除圧を解説しております。日本で始まった頚椎laminoplasty。日本人脊椎外科医であれば必ず最初に習得していただきたい頚椎手術であります。MIS最前線として内視鏡によるforaminotomyを取り上げました。MIS開創器を使用した顕微鏡手術にも応用可能です。整形外科領域では馴染みの少ない前方除圧については,脳神経外科のスペシャリストに解説していただきました。また,腰椎除圧の基本手技はLOVE法です。LOVE法を基盤として,狭窄症の除圧を行います。MIS除圧としてmicro-LOVEとMEDがあります。近年考案された各種のMIS狭窄症除圧,外側病変に対する除圧法に加え,最前線MISであるPED法も収載しております。最後に,棘突起間を制動することによる間接除圧法についても解説していただきました。

　本書は,現在第一線で活躍中の先生方にご執筆を賜りました。非常に濃厚な内容であり,除圧術の基礎から最前線まで網羅できたものと自負しております。本書を読むことで「脊椎外科医を目指す若者には除圧術の基本・道標を,一線で活躍中の脊椎外科医には除圧術の最前線を,そしてすべての読者には脊椎外科の未来と浪漫を」感じていただければと思います。この度,ご執筆いただいた諸先生方および出版に関わる関係者の皆さまに厚く御礼を申し上げます。

2015年3月

徳島大学大学院医歯薬学研究部運動機能外科学教授

西良浩一

頚椎・腰椎の後方除圧術

CONTENTS

I 除圧術の基本器具

各種ケリソン鉗子，ノミの使用法 ... 川口善治 2

エアトームの使用法　顕微鏡下手術用高回転ドリル ... 髙見俊宏ほか 8

低侵襲のための各種開創器の使用法 ... 佐藤公治 18

II 頚椎

片開き式頚椎椎弓形成術（ELAP） ... 石井　賢 24

棘突起縦割　頚椎椎弓形成術 ... 東野恒作 34

頚椎前方椎間孔拡大術 ... 前島貞裕 44

内視鏡下頚椎椎間孔後方拡大術 ... 中川幸洋 52

III 腰椎：ヘルニア

顕微鏡下脊柱管内ヘルニア摘出術　LOVE法 ... 原　政人 68

顕微鏡下外側型腰椎椎間板ヘルニアに対する手術　Wiltseのアプローチ ... 朝本俊司 84

脊柱管内側・外側ヘルニア摘出術　MED法 ... 南出晃人 92

脊柱管内ヘルニア摘出術　PED法 ... 酒井紀典 100

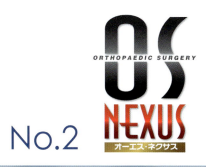

No.2

IV 腰椎：腰部脊柱管狭窄症，すべり症

腰部脊柱管狭窄症の顕微鏡除圧　1椎間片側進入両側除圧術
　　　　　　　　　　　　　　　　　　　　　　　二宮貢士ほか　114

腰部脊柱管狭窄症に対する筋肉温存型腰椎椎弓間除圧術　MILD
　　　　　　　　　　　　　　　　　　　　　　　八田陽一郎ほか　122

腰部脊柱管狭窄症に対する棘突起縦割式椎弓切除術　　渡辺航太　134

内視鏡下片側進入両側除圧術（MEL）　　　　　　　中西一夫ほか　144

顕微鏡下分離除圧術　　　　　　　　　　　　　　　　田中信弘　168

腰部脊柱管狭窄症に対する棘突起間スペーサによる間接的除圧術
　　　　　　　　　　　　　　　　　　　　　　　久野木順一ほか　178

執筆者一覧

■担当編集委員
西良　浩一　　徳島大学大学院医歯薬学研究部運動機能外科学教授

■編集協力
岩月　幸一　　大阪大学大学院医学系研究科脳神経外科学講師

■執筆者（掲載順）

川口　善治	富山大学大学院医学薬学研究部整形外科学准教授
髙見　俊宏	大阪市立大学大学院医学研究科脳神経外科学講師
内藤堅太郎	大阪市立大学大学院医学研究科脳神経外科学
大畑　建治	大阪市立大学大学院医学研究科脳神経外科学教授
佐藤　公治	名古屋第二赤十字病院副院長・整形外科脊椎脊髄外科部長
石井　　賢	慶應義塾大学医学部整形外科学講師
東野　恒作	徳島大学病院クリニカルアナトミー教育・研究センター副センター長
前島　貞裕	国立病院機構埼玉病院脳神経外科，脳卒中センター部長
中川　幸洋	和歌山県立医科大学整形外科学講師
原　　政人	稲沢市民病院副院長，脳神経外科部長
朝本　俊司	国際医療福祉大学三田病院脳神経外科教授，脊椎脊髄センター副センター長
南出　晃人	和歌山県立医科大学整形外科学講師
酒井　紀典	徳島大学大学院医歯薬学研究部脊椎関節機能再建外科学（整形外科）准教授
二宮　貢士	大阪大学大学院医学系研究科脳神経外科学
岩月　幸一	大阪大学大学院医学系研究科脳神経外科学講師
八田陽一郎	京都第二赤十字病院整形外科副部長
外村　　仁	京都府立医科大学大学院医学研究科運動器機能再生外科学（整形外科）講師
長江　将輝	京都府立医科大学大学院医学研究科運動器機能再生外科学（整形外科）講師
渡辺　航太	慶應義塾大学医学部先進脊椎脊髄病治療学講師
中西　一夫	川崎医科大学脊椎・災害整形外科学准教授
長谷川　徹	川崎医科大学脊椎・災害整形外科学主任教授
田中　信弘	広島大学大学院医歯薬保健学研究院整形外科学診療准教授
久野木順一	日本赤十字社医療センター脊椎整形外科部長
増田　和浩	日本赤十字社医療センター脊椎整形外科
河村　直洋	日本赤十字社医療センター脊椎整形外科

電子版の閲覧方法

メジカルビュー社 eBook Library

本書の電子版をiOS端末，Android端末，Windows PC（動作環境をご確認下さい）でご覧いただけます。下記の手順でダウンロードしてご利用下さい。
ご不明な点は，各画面のヘルプをご参照下さい。

1 会員登録（すでにご登録済みの場合は2にお進みください）

まず最初に，メジカルビュー社ホームページの会員登録が必要です（ホームページの会員登録とeBook Libraryの会員登録は共通です）。PCまたはタブレットから以下のURLのページにアクセスいただき，「新規会員登録フォーム」からメールアドレス，パスワードのほか，必要事項をご登録ください。

https://www.medicalview.co.jp/ebook/

▶右記のQRコードからも進めます

2 コンテンツ登録

会員登録がお済みになったら「コンテンツ登録」にお進みください。
https://www.medicalview.co.jp/ebook/のページで，1 会員登録したメールアドレスとパスワードでログインしていただき，下記のシリアルナンバーを使ってご登録いただくと，お客様の会員情報にコンテンツの情報が追加されます。

本書電子版のシリアルナンバー
コイン等で削って下さい

※このシリアルナンバーは一度のみ登録可能で，再発行はできませんので大切に保管してください。また，第三者に使用されることの無いようにご注意ください。

3 ビュアーアプリのインストール

お客様のご利用端末に対応したビュアーをインストールしてください。

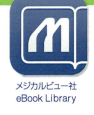
メジカルビュー社
eBook Library

- **iOS版**『メジカルビュー社 eBook Library』ビュアーアプリ（無料）
  App Storeで「メジカルビュー社」で検索してください。

- **Android OS版**『メジカルビュー社 eBook Library』ビュアーアプリ（無料）
  Google Playで「メジカルビュー社」で検索してください。
  ※Kindle Fireには対応しておりません。恐れ入りますが他の端末をご利用ください。

- **Windows PC版**『メジカルビュー社 eBook Library』ビュアー（無料）
  http://www.medicalview.co.jp/ebook/windows/のページから
  インストーラーをダウンロードしてインストールしてください。

4 コンテンツの端末へのダウンロード

❶ 端末のビューアーアプリを起動してください。

❷ 書棚画面上部メニュー右側の ⚙ アイコンを押すと，ユーザー情報設定画面が表示されます。
（Android版，Windows版 は表示されるメニューから「ユーザー情報設定」を選択）

ユーザー情報
メールアドレス
パスワード
設定

※画面やアイコンは開発中のもので変更となる場合がございます。

ここでは，❶の手順で会員登録したメールアドレスとパスワードを入力して「設定」を押してください。

この手順により端末にコンテンツのダウンロードが可能になります。会員登録と違うメールアドレス，パスワードを設定するとコンテンツのダウンロードができませんのでご注意下さい。

❸ 書棚画面上部メニューの ➕ アイコンを押すとダウンロード可能なコンテンツが表示されますので，選択してダウンロードしてください。
ダウンロードしたコンテンツが書棚に並び閲覧可能な状態になります。選択して起動してください。

※PCとタブレットなど2台までの端末にコンテンツをダウンロードできます。

5 コンテンツの端末からの削除

端末の容量の問題等でコンテンツを削除したい場合は下記の手順で行ってください。

❶ 書棚画面上部メニューの ➖ アイコンを押すと，端末内のコンテンツが一覧表示されます。コンテンツ左側の削除ボタンを押すことで削除できます。

※コンテンツは 4 の ❸ の手順で再ダウンロード可能です。
※端末の変更等でご使用にならなくなる場合，コンテンツを端末から削除してください。コンテンツをダウンロードした端末が2台あり，削除しないで端末を変更した場合は新たな端末でコンテンツのダウンロードができませんのでご注意下さい。

ビューアーの動作環境

iOS
iPad2以降 (iPhone 4以降, iPod touch 4th以降も対応しますが，誌面と同じレイアウトのPDFですので推奨いたしません)。
iOS 7.0以降　※Macintosh PCには対応していません。

Android
RAM1GB以上搭載のタブレット端末（スマートフォンにも対応しますが，誌面と同じレイアウトのPDFですので推奨いたしません）。
Android OS 4.0以降
※Kindle Fire には対応しておりません。恐れ入りますが他の端末をご利用ください。

Windows PC
Windows 7/Windows 8/Windows 8.1を搭載のPC

除圧術の基本器具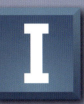

Ⅰ．除圧術の基本器具
各種ケリソン鉗子，ノミの使用法

富山大学大学院医学薬学研究部整形外科学　川口　善治

Introduction

　学生の頃，整形外科の教授の手術を見学した際，ノミが使用されていたことの衝撃は大きかった。「なんと野蛮な，大工のようだ。」というのが最初の印象であった。しかし25年以上たった今，ケリソン鉗子やノミは脊椎外科医にとって最も安全かつ効率がよい手術器具の一つで，上手に使いこなすべき必須アイテムであると認識している。

各種ケリソン鉗子

特徴

①器具の形状，種類，用途

　先端の凹んだ部位で骨や靱帯などの軟部組織をはさみ，切除する。先端はさまざまな大きさのものがあり，切除すべき組織の大きさによって使い分ける。

②器具の持ち方

　loose grasp，すなわち柔らかく把持することを基本とする。これはケリソン鉗子の先端を消息子や剥離子として機能させるように考えた手技で，先端で神経組織をはさみ込んで損傷させないためである。tight graspでは消息子としての感覚が鈍る。

③術野での使用法

　骨切除は捻じりながらゆっくりと行うことを心がける。

器具の紹介

　図1に示すように先端の大きさが異なっており，切除すべき骨・軟部組織の大きさによって使い分ける。また内視鏡用の先端が反った形状をしたケリソン鉗子がある図1b。先端が真っ直ぐなケリソン鉗子では届きにくい部位の組織を切除することができる図1a。

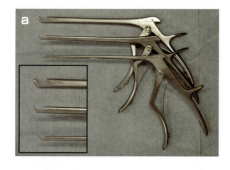
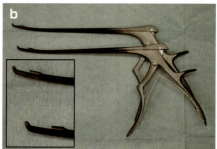

図1 種々の形状のケリソン鉗子
a：先端が真っ直ぐなケリソン鉗子
b：内視鏡用の先端が反ったケリソン鉗子

❶切除すべき骨組織を手前に引っ張りながら切除する操作は，神経組織損傷などの危険性が高くなるので注意を要する。組織を捻じりながら切除した方が安全である。

骨ノミ

特徴

①器具の形状，種類，用途

骨ノミには平ノミ，小手曲りノミ，円ノミがある。

平ノミは片刃ノミ（チゼル）と両刃ノミ（オステオトーム）がある。片刃ノミは直線方向に刃先が進むため，途中での方向転換は困難である。一方，両刃ノミは自由に方向を変えられるという特徴をもつ。

小手曲りノミは先端に角度がついているため，平ノミの使用が困難な場所に使用できる利点がある。

円ノミは滑らかな辺縁をもった骨切除が可能である。また弯曲した円ノミは後方腸骨からの海綿骨の採取に適している。

②器具の持ち方

先端には鋭利な歯がついていることを認識し，決して先端が暴走することがないように注意する。グリップを硬く肘を胸壁に固定し，上腕を体に引きつけた体勢で，かつノミを把持した左手掌尺側を開創器などに一部接触させて用いる。ハンマーによる叩打はstroke and percussionを基本とするが，ハンマーは柄の部分を比較的短く持ったほうが力の調整はしやすい。

③術野での使用法

片刃ノミは，主に前方腸骨からの内板半層の採骨の際に用いる。

両刃ノミは用途が広い。採骨，椎弓切除の際の椎弓の骨切り，lateral recessの切除などに用いる。自由な方向に刃先が進むためにノミの方向を見定めて，挿入する方向，角度を注意して決定する必要がある。

器具の紹介

著者らの施設では，各種の骨ノミがセットとして組み込まれてある 図2，図3。

手術進行

1. 上位椎の椎弓下部切除
2. 下位椎の椎弓上部切除
3. 椎弓外側の切除
4. 対側の骨切除

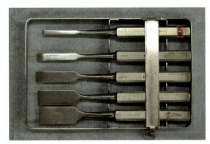
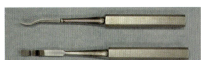
図2 直ノミセット

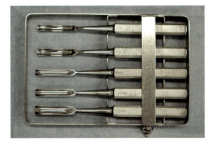
図3 丸ノミセット

Fast Check

❶ ノミの先端は鋭利なほうが使いやすい。一見よく切れて危険そうであるが，先端が鈍であるほうが力を入れる必要が生じるため危険である。時に刃こぼれがある可能性があり，使用時には刃先を注意深く見ることを癖にする。

❷ 両刃ノミの先端は，基本的には骨面に対して角度をもたせて斜めに使用する。しかしこの手技は先端に角度かついているので切れやすく，周囲組織の損傷の危険がある。そのため自らの刃先は今どこにあるかに注意する。

❸ 骨切除の際には手技中に聞こえる音に気を配る。すなわち骨が遊離した際にはノミによって音が微妙に変化する。逆にこれがわかればどこまで刃先が進んでいるかを，ある程度正確に推定することができる。

手術手技　片側展開両側除圧術の椎弓部分切除術

1　上位椎の椎弓下部切除

　上位椎の椎弓の外側に直ノミを入れ，骨の切除範囲を決める 図4 。このとき椎間関節を破壊しないように注意する。椎間関節面の切除はおよそ1/4以下にとどめる。その後，丸ノミで上位椎の椎弓下部を切除していく 図4 。刃先は脊柱管に向かうため注意が必要である。最終的にはここにも5mm幅の直ノミを当てる。

　好打したときの音が変化して内側の骨皮質が切れたら，こじるような動作でゆっくりと回転させ，切離した骨を浮かせる。その後，髄核鉗子あるいはケリソン鉗子で浮上した骨を切除する 図5 。

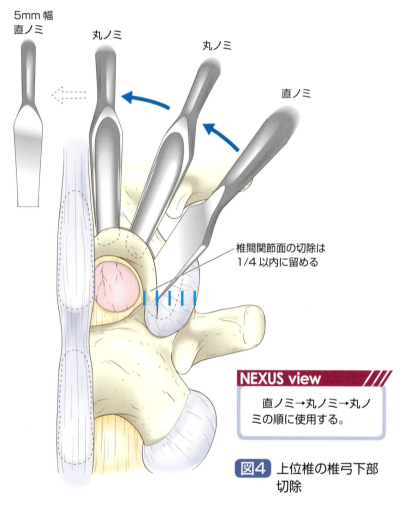

NEXUS view
直ノミ→丸ノミ→丸ノミの順に使用する。

図4　上位椎の椎弓下部切除

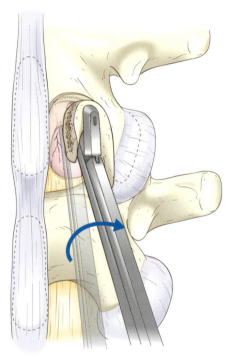

図5　骨の切除
髄核鉗子またはケリソン鉗子で切除する。

2 下位椎の椎弓上部切除

続いて丸ノミで下位椎の椎弓上部を切除する 図6 。ただし，ここも刃先は脊柱管に向かうため注意が必要である。特に椎弓が薄いと判断される場合は，エアトームで骨を切除してもよい。

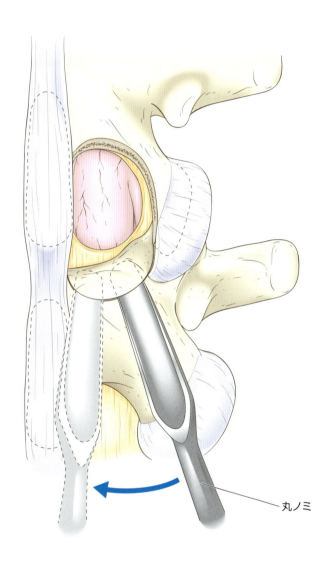

図6 下位椎の椎弓上部切除
丸ノミを用いるが，ここはエアトームを使用してもよい。

丸ノミ

3　椎弓外側の切除

　椎弓外側の骨切除は，神経根の除圧に重要な意味がある。骨性狭窄部にノミやケリソン鉗子を入れるため，先端がどこにあるかに十分注意しなければならない。ノミの先端を斜め外側に向けトランペット型に外側塊を切除する 図7 。ノミを斜めに入れる角度は約20～25°である 図7 。切除した骨はケリソン鉗子で注意深く取り除き，椎間孔を拡大して神経根の除圧を行う。このときケリソン鉗子の先端で絶対に神経根を傷つけないようにする 図8 。

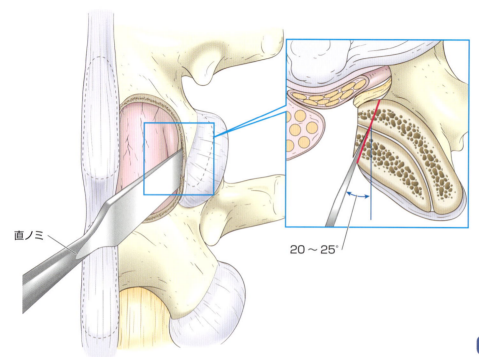

NEXUS view
直ノミは約20～25°外側に向けて挿入する。

図7 直ノミによる椎弓外側の骨切除

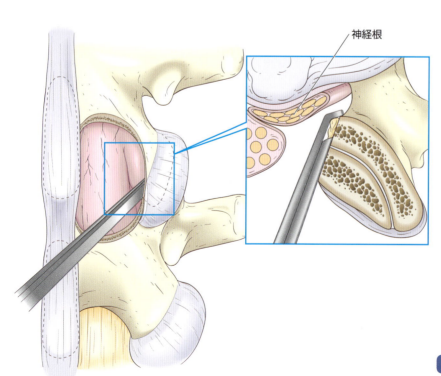

NEXUS view
ケリソン鉗子の先端で絶対に神経根を傷つけてはならない。

図8 ケリソン鉗子による骨切除

4 対側の骨切除

次に対側の神経根の除圧を行う。棘突起の基部をエアトームで切除し，ここから斜めにノミを入れて対側の外側塊を切除する 図9 。直ノミを入れる角度は約45°である 図9 。この時も一部ブラインドになるため，ノミの先端がどこにあるかに十分注意しなければならない。骨の切離ができれば音が変化する。その後ノミをこじって骨を浮かせ，髄核鉗子またはケリソン鉗子で骨を切除する。黄色靱帯が切除できれば対側の神経根は観察でき，神経根の除圧を確認することができる。

これら一連の操作が終了したら，骨からの出血は骨蝋で，硬膜外の出血は止血剤を用いて止める。これらケリソン鉗子，ノミの使用に精通することが脊椎脊髄外科医の基本である。

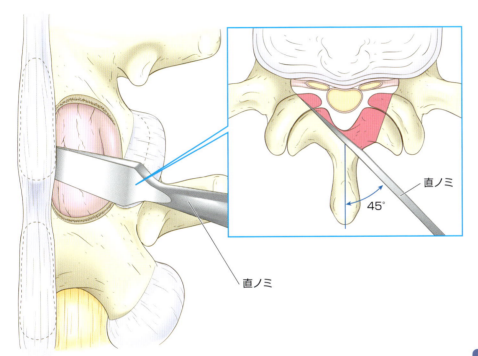

NEXUS view
対側の外側塊を切除するために直ノミを斜め約45°に刺入する。

図9 対側の骨切除

文献
1) 辻　陽雄.基本腰椎外科手術書.改訂第3版.東京：南江堂；1996.
2) 川口善治, 箭原康人.開窓術. 戸山芳昭編.整形外科手術イラストレイテッド. 腰椎の手術. 東京：中山書店；2010.p.39-45.

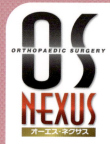

Ⅰ. 除圧術の基本器具

エアトームの使用法
顕微鏡下手術用高回転ドリル

大阪市立大学大学院医学研究科脳神経外科　髙見　俊宏
大阪市立大学大学院医学研究科脳神経外科　内藤堅太郎
大阪市立大学大学院医学研究科脳神経外科　大畑　建治

Introduction

特徴と器具の紹介

特徴

　手術は肉眼・ルーペ手術，顕微鏡手術，あるいは内視鏡手術のいずれかで行うが，骨削開あるいは削除時に使う道具は，拡大視野になるほど手術用高回転ドリルが有用である。著者は基本的に顕微鏡手術を行っているが，顕微鏡視野での視覚，骨との触覚（研磨するように骨削除する），そして骨削除時の聴覚（一定の回転数を維持する）が重要と判断している。

> **NEXUS view**
> 視覚：術野洗浄・冷却を行い，安全にワーキングスペースを確保する。
> 触覚：一定の回転数を維持する。

①器具の形状・種類

　手術用高回転ドリルの種類としては，駆動方式によって気動式と電動式の2つに大別される。パワフルなハイスピード気動式ドリルが好まれる傾向にあったが，近年は軽量かつコンパクトで，しかも十分なトルクを有する電動式ドリルが実用的である。
　ドリルの基本構造としては，基部ハンドピース，アタッチメントおよびドリルバーの3つ，構成される。ドリル起動とスピード調節はフィンガーコントロールあるいはフットコントロールのいずれかで行う。手術内容に従いアタッチメントおよびドリルバーを選択する。

②器具の保持

　手術用高回転ドリルの保持については，両手保持を強く推奨する意見もあるが，著者らは片手保持を顕微鏡視野での基本としている。
　両手保持の利点は，ドリル保持の安定性が優れていることである。従って，ドリル起動とスピード調節の微調整と瞬間的な対応が可能となるフィンガーコントロールでも支障をきたさない。
　片手保持の利点は，空いている片方の手で術野の吸引・洗浄が可能となるため，術野展開あるいは視野確保が同時に容易になることである。片手保持で安全なドリル操作を行うためには，術者の手関節あるいは肘関節の安定が重要となる。最近は軽量かつコンパクトな電動式ドリルが販売されているため，片手保持に慣れあるいは熟練を要することは少ないと思われる。

器具の紹介
①ドリルバー

ドリルバーの種類には，カッティングスチールバーとダイヤモンドバーの2種類がある．ダイヤモンドバーには，さらに粗目(coarse)，極粗目(extra coarse)などの種類が用意されているのが通常である 表1 。

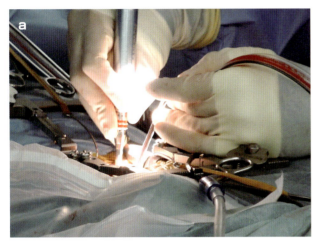
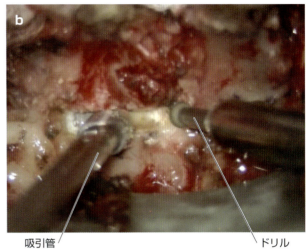

吸引管　　　　　　　　　　　ドリル

図1 手術用高回転ドリルの保持と術野

a：顕微鏡視野での操作では，著者らは片手保持を基本としている．安全なドリル操作のためには，術者の手関節あるいは肘関節の安定が重要である．
b：空いている片方の手で洗浄機能を有した吸引管を使用してワーキングスペースの確保を行う．

	名称	特徴・用途
	カッティングスチール	骨削除力が良いため，硬い骨皮質を荒削りする場合に適している．しかし，ドリルバーの回転方向と骨突出が合わない場合には反動力が大きくなり，しっかりと保持していない場合には，ドリル先端が跳ねる危険がある．肉眼視野での安全で大まかな骨切除に適している．
	エクストラコースダイヤモンド（粗め）	↕
	コースダイヤモンド（少し粗め）	
	ファインダイヤモンド（細かい）	骨削除の効率はカッティングスチールと比較して劣るが，骨表面を研磨するように削るため反動力が抑制される．顕微鏡などの拡大視野での繊細な骨削除操作に適している．

表1 手術用高回転ドリルバーの種類

バーの形状についても，通常のボール型から，マッチヘッド型，シリンダー型などが選択可能である．繊細な部位を骨削除する場合には，径2mmあるいは3mmのダイヤモンドバーを選択して慎重に削除するか，あるいは超音波骨メスが安全で有用である 図2 。

> **NEXUS view**
>
> **カッティングスチールバー**：骨削除力がよいため，硬い骨皮質を荒削りする場合に適している．しかし，ドリルバーの回転方向と骨突出が合わない場合には反動力が大きくなり，しっかりと保持していないと，ドリル先端が跳ねる危険がある．周囲の軟部組織あるいは綿片をドリル先端で巻き込む危険があるため，微細な骨削除操作には適さない．著者らは，カッティングスチールバーではなく，大きいサイズの極粗目のダイヤモンドバーで代用することが多い．
>
> **ダイヤモンドバー**：骨削除力は劣るが，骨表面を研磨するように削るため反動力が抑制され，微細な部位を慎重に削るには適している．さらに，細かい骨屑が骨海綿骨を塞ぐため，骨海綿骨からの出血を軽減できる．ドリルバーのサイズについては，著者らは，径3，4mmあるいは5mmダイヤモンドバーを用途に応じて使い分けている．小さいサイズあるいはきめ細かいタイプを選択すると，微細な骨削除は可能となるが，局所にかかる骨削除力が過剰にならないように注意を要する．

②ドリルアタッチメント

ドリルアタッチメントについては，手術内容によって異なるため，豊富な種類から選択できることが理想である．基部モーター部分との脱着が容易であることも重要である．顕微鏡視野でのドリルバー先端の視認性が重要であり，アタッチメントの長・短だけでなく，アングル型，あるいは緩やかな曲がりを有しているタイプが望ましい場合もある 図3 。

③ドリルコントロール

ドリル起動とスピード調節のドリルコントロールでは，フィンガーコントロールあるいはフットコントロールのいずれかを選択する．どちらが良い・悪いではなく，術者の操作性・好みあるいは慣れによって決める．著者は，手指操作の安定を優先するためフットコントロールを基本としている．

> **NEXUS view**
>
> **フィンガーコントロール**：指先でコントロールするため，微調整と瞬間的な対応が可能となる利点がある．しかし，指先への力みの原因となるため，微細な手指操作の安定には不向きである．
>
> **フットコントロール**：指先で操作することがないため，ドリル保持が安定する利点がある．しかし，微調整と瞬間的な対応には慣れが必要である．

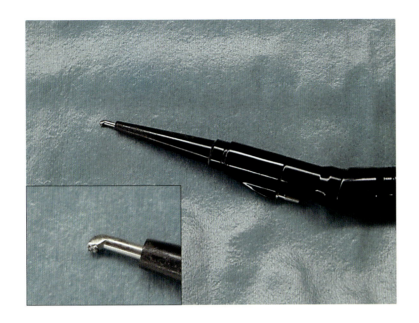

図2 超音波骨メス

繊細な部位を骨削除する場合に有用である。

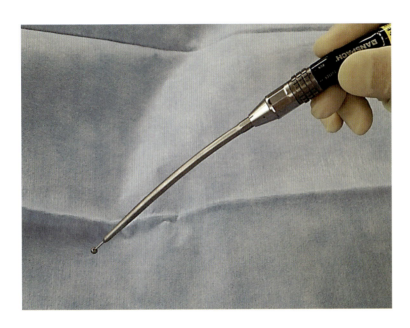

図3 ドリルアタッチメント

緩やかな曲がりを有しているタイプ。ドリルバー先端の視認性が重要な顕微鏡視野で有用である。

手術進行

1. 術野での使用法
2. 頚椎椎弓切除
3. 腰椎椎弓切除

① 手術用途に合ったドリルアタッチメントおよびバーを選択する。
② ドリル保持およびドリル起動・スピード調節を安定させる。
③ 削除対象に近づいてから起動し，完全停止させてから手元に戻す。
④ 術野の吸引・洗浄・冷却を行う。
⑤ 骨表面を研磨するように削る。
⑥ 一定の回転数を維持する。

手術手技

1 術野での使用法

　手術用高回転ドリルを安全に使うためには，骨削除対象に近づいてから起動し，完全停止させてから手元にもどすことを常に意識する。術野を常に吸引・洗浄し，ドリル先端に血液，軟部組織あるいは綿片などを巻き込まないように維持することが基本である。

　両手保持でドリル操作を行う場合には，手術助手による吸引・洗浄が重要となる。また，骨削除に伴う局所摩擦熱を洗浄水で冷却することも重要である。最近では，ドリル先端に洗浄水を噴射する装置が別売りされており，局所洗浄・冷却に有用である。

　著者らは，顕微鏡視野での操作では片手保持を原則としており，空いている片方の手で洗浄機能を有した吸引管を使用して術野洗浄・冷却を行い，安全なワーキングスペースを維持している 図1b 。骨表面を研磨するように削除し（柔らかいタッチで，決して力まない），骨削除時には一定の回転数を維持することが重要である。ドリル先端が"ぶれない・跳ねない・滑らない"を厳守する。

2 頚椎椎弓切除

椎弓切除の幅を術前CTにて適切な幅を決めておくが，実際の手術では"椎間関節内側縁"が解剖学的目安となる．実際の椎弓切除では，椎弓直下の黄色靱帯の範囲を想定し，さらに椎弓中間部と椎弓上下端では皮質骨の厚みが異なることを理解しておく 図4 ．椎弓直下の黄色靱帯を傷つけないように椎弓切除することが，硬膜外静脈叢からの出血を最小限にするポイントとなる 図5 ．著者らは，頚椎レベルでは原則として径3mmのダイヤモンドバーを使用している．

海綿骨からの出血を認めた場合には，骨蝋で止血するか，あるいはドリル削除の骨粉で塞ぐようにして止血する．黄色靱帯をケリソン鉗子あるいは剪刃で切離する際にも，硬膜外静脈叢を損傷しないように注意する．

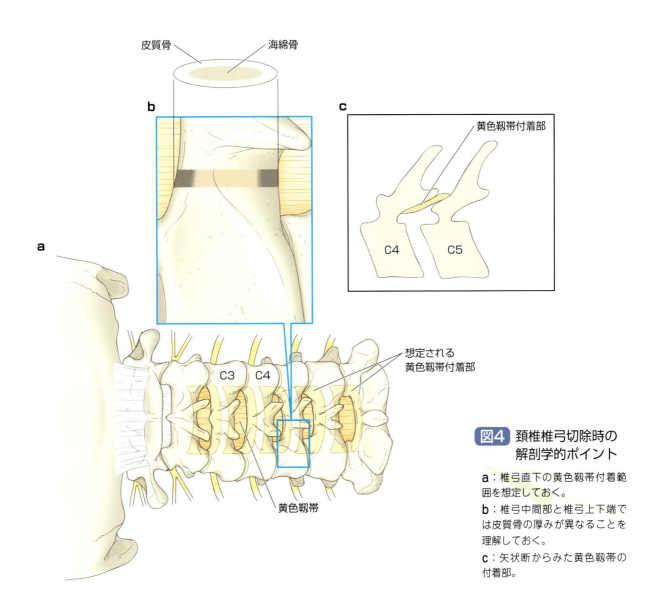

図4 頚椎椎弓切除時の解剖学的ポイント

a：椎弓直下の黄色靱帯付着範囲を想定しておく．
b：椎弓中間部と椎弓上下端では皮質骨の厚みが異なることを理解しておく．
c：矢状断からみた黄色靱帯の付着部．

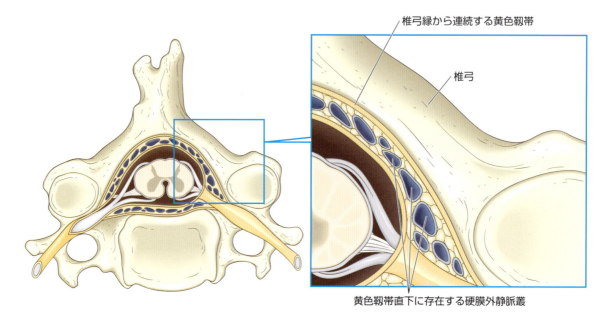

図5 黄色靱帯，硬膜外静脈叢および硬膜との解剖学的関係（頚椎水平断）

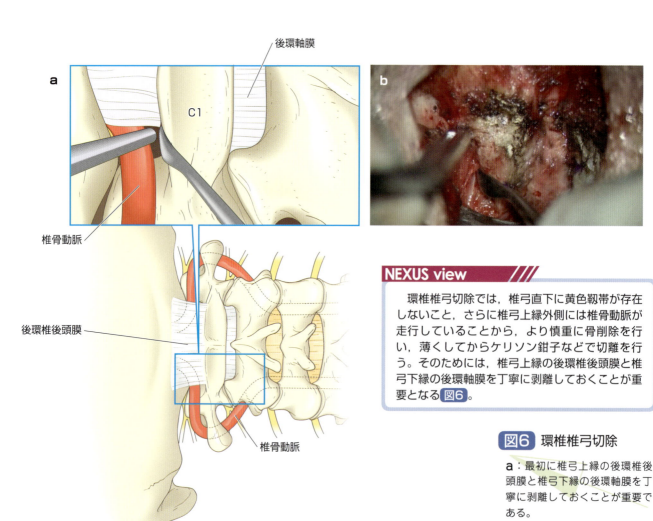

NEXUS view

環椎椎弓切除では，椎弓直下に黄色靱帯が存在しないこと，さらに椎弓上縁外側には椎骨動脈が走行していることから，より慎重に骨削除を行い，薄くしてからケリソン鉗子などで切離を行う。そのためには，椎弓上縁の後環椎後頭膜と椎弓下縁の後環軸膜を丁寧に剥離しておくことが重要となる 図6 。

図6 環椎椎弓切除
a：最初に椎弓上縁の後環椎後頭膜と椎弓下縁の後環軸膜を丁寧に剥離しておくことが重要である。
b：術中写真

3 腰椎椎弓切除

　腰椎高位での黄色靱帯は，上位椎弓下面より下位椎弓上縁にV字型に付着している図7。従って，上位椎弓の椎弓切除は直下の黄色靱帯があるため安全であるが，下位椎弓の上縁削除では直下の硬膜損傷に注意を要する。著者らは，腰椎レベルでは原則として径5mmのダイヤモンドバーを使用している。

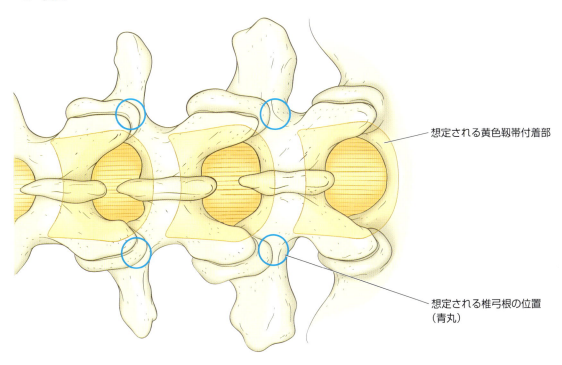

a：後面

想定される黄色靱帯付着部

想定される椎弓根の位置（青丸）

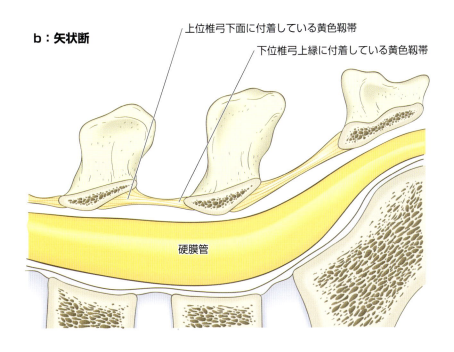

b：矢状断

上位椎弓下面に付着している黄色靱帯

下位椎弓上縁に付着している黄色靱帯

硬膜管

図7 腰椎椎弓切除時の解剖学的ポイント

a：後面。腰椎高位では，黄色靱帯が上位椎弓下面より下位椎弓上縁にV字型に付着している。
b：矢状断。上位椎弓の椎弓切除は直下に黄色靱帯があるため安全であるが，下位椎弓の上縁削除では直下に硬膜管があるため硬膜損傷に注意が必要である。

> **NEXUS view**
>
> 上関節突起内側の張り出し部分(外側陥凹後面)を削除する際には,径3mmのダイヤモンドバーに変更して慎重に削除するか,先端が曲がったケリソン鉗子あるいは超音波骨メスを使用するほうが安全で有用である 図8 。

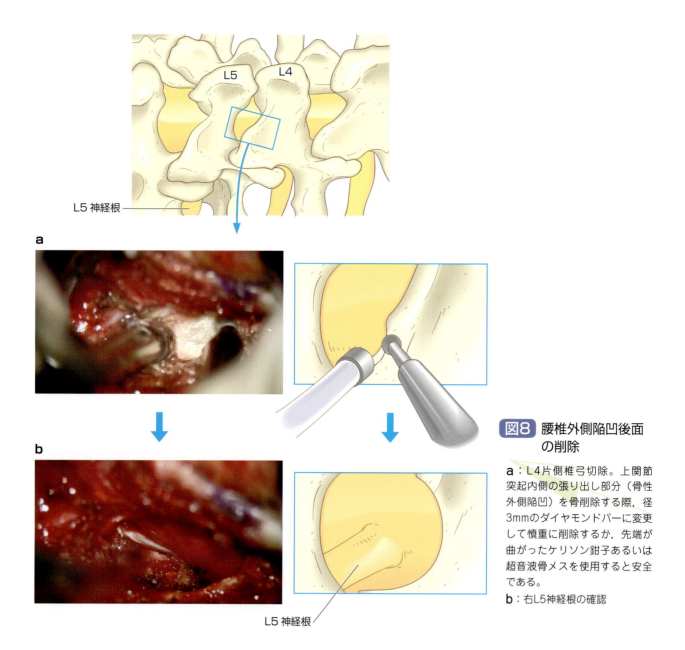

図8 腰椎外側陥凹後面の削除

a:L4片側椎弓切除。上関節突起内側の張り出し部分(骨性外側陥凹)を骨削除する際,径3mmのダイヤモンドバーに変更して慎重に削除するか,先端が曲がったケリソン鉗子あるいは超音波骨メスを使用すると安全である。

b:右L5神経根の確認

〈謝辞〉

手術用高回転ドリルに関する写真(表1)を提供して頂きましたジョンソン・エンド・ジョンソン株式会社(ANSPACH事業部)に感謝申し上げます。

文献
1) Hall RM. The effect of high-speed bone cutting without the use of water coolant. Oral Surg Oral Med Oral Pathol 1965；20（8）：150-3.
2) Dujovny M1, Gundamraj NR, Misra M. High power drill systems in neurosurgery. Neurol Res 1997；19(6)：654-6.
3) 森下益多朗. エアドリル. 脊椎脊髄 2006；19(8)：877-82.

I. 除圧術の基本器具

低侵襲のための各種開創器の使用法

名古屋第二赤十字病院・整形外科脊椎脊髄外科　佐藤　公治

Introduction

　小皮膚切開（小皮切）で除圧や固定を行えるようになり，強大な開創器は使わなくなった。強靱な開創器は，筋肉を挫滅し，阻血する。大きく展開したときでも，ベックマン・アドソンやゲルピーで開創し，術中に適宜緩める。

　最小侵襲脊椎安定術（MISt；minimally invasive spinal stabilization）には5つの道具が必要である 図1 。低侵襲手術ではチューブレトラクターが多用される。入口部が閉鎖型の物と筒が割れて頭尾側に広げられる物があり，また中が広げられるタイプもある。なるべくバルキーでないものが使いやすく，筒の径は22mm，深さ5〜6cm用ブレードが日本人向けである。設置は手術台にエクステンションアームで固定するが，目的部位により筒の方向を変えて固定できる（ワインディング）。天吊り無影灯では光が届かないので，専用の光源があるとよい。ヘッドライトを併用するとよいが，脊椎内視鏡や顕微鏡を使うとさらに明るく視野もよく，術者以外にも手技画像が共有できる。

①開創器
　　径22mm
　　tube type または casper type
　　spread blade
②光源
　　広がる開窓器
　　顕微鏡
③器械
④インプラント
⑤ C-arm　外科用イメージ＋ナビゲーション

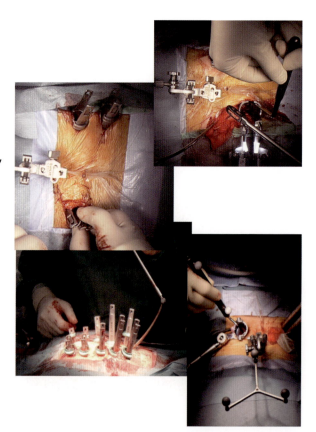

図1　MIStに必要な5つの器械

各種開創器

器具の紹介と使用法

著者が現在使っているMISt用開創器を紹介する。他にも径22mm チューブレトラクター，Xチューブ（26mm），Luxorなどを使用してきた。

①ゲルピー型開創器，ミニアドソン開創器（田中医科器械製作所 図2）

従来からある逸品である。皮下から5〜6 cmの深度まで使える。光源は付かないので小皮切の際にはヘッドライトが必須である。2本ずつ脊椎手術基本セットに入れておくとよい。

②脊椎内視鏡用筒状開創器13mm, 16mm（Medtronic Sofamor Danek 図3）

MED（脊椎内視鏡）用のチューブレトラクターである。欧米用のためやや長い。脊椎内視鏡は斜視鏡で，さらに筒をワインディングして使用するので，筒の内径以上に広い範囲の除圧ができる。この筒からケージを入れるのは少し無理がある。

③Quadrant（Medtronic Sofamor Danek 図4）

主に片側進入両側除圧固定（MIS-PLIF/TLIF）に使用している。内径22mmでWiltzeの筋間アプローチなどに多用している。

入口が頭尾側に広げて開創でき，内外側にも別フレームで開創可能である。硬膜損傷などのトラブル時も開創器を広げることによりリカバリーできる。バルキーでなく，使いやすい開創器であるが，開創の力はやや弱い。

④Phantom CS（Century Medical, Inc. 図5）

棘突起を縦割するMILD法に使いやすい。光源付きがよく，頸椎から腰椎まで幅広く使える。プレートの長さも先も各種あり，開創の力は強い。

⑤XLIF用開創器（NuVasive, Inc. 図6）

胸腰椎の前方アプローチ（実際は椎体側方アプローチ）に使用する。外科用イメージ（C-arm）を使用し，腸腰筋の筋間より椎間板の適正な位置に固定する。専用の脊椎手術モニタリング装置（NVM5）とセットで使用する。光源もあり，よい視野が確保される。脊柱変性側弯症例に有用である。

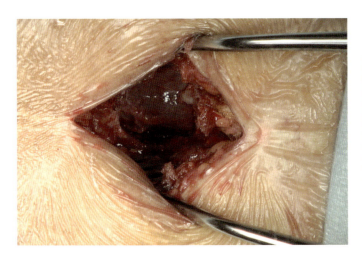 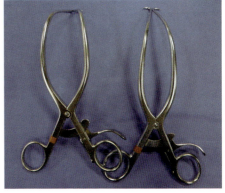

図2 ゲルピー開創器

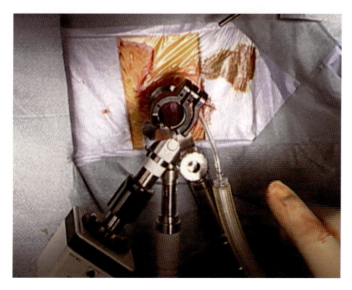

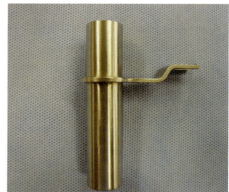

図3 MED用チューブレトラクター

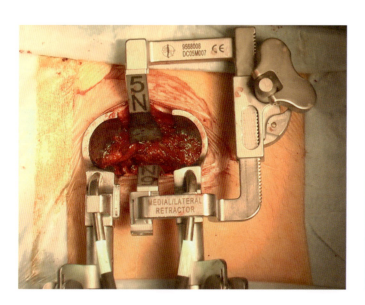

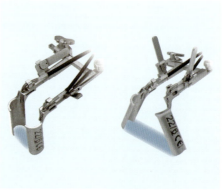

図4 Quadrant開創器

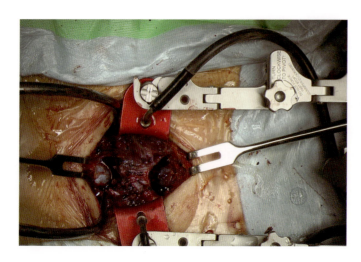

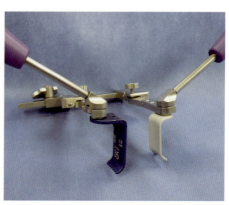

図5 Phantom開創器

低侵襲のための各種開創器の使用法

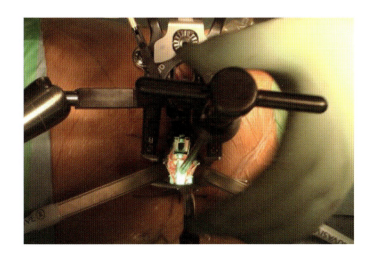

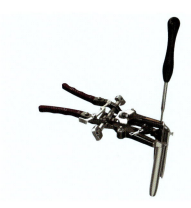

図6 XLIF用開創器

❶チューブタイプはダイレータを順に挿入し，最後に開創器を挿入する。この際，脊椎に押しつけていないと筋肉が入り込むのでアームに固定するまでしっかりと保持する。筋肉が入りすぎている場合はやり直す。

❷皮切の位置が悪いと良い位置へもっていけないので，躊躇せずに筋膜切開の位置を変えてダイレーションする。それでもダメなときは皮切を広げる。

NEXUS view

開創器の固定アームのトラブルとしては，①固定が効かなくなることがある，②蛇腹タイプは壊れやすい，③光源のファイバーケーブルが切れると暗くなる，などである。

文献
1) 佐藤公治.脊椎内視鏡による腰部脊柱管狭窄症の除圧のコツ. Bone Joint Nerve 2013；3(1)： 151-5.
2) 佐藤公治.低侵襲脊椎安定化術MIStの様々なアプローチ　変性後側彎症に対するMIStの応用. J MIOS 2013；68：77-83.
3) 佐藤公治，安藤智洋,ほか.経皮的インストゥルメントを使用した低侵襲脊椎固定手術のコツ．中部整災誌 2011；54(5)：1113-4.

頸椎 II

II. 頸椎

片開き式頸椎椎弓形成術（ELAP）

慶應義塾大学医学部整形外科学　石井　賢

Introduction

術前情報

●適応と禁忌

　片開き式椎弓形成術（expansive open-door laminoplasty；ELAP）[1]）は，頸椎症，頸椎後縦靱帯骨化症（頸椎OPLL），頸椎椎間板ヘルニアなどによる頸部脊髄症に幅広い適応がある。一般に多椎間狭窄症例に対して用いられるが，単椎間狭窄でも発育性脊柱管狭窄を伴う症例にはよい適応である。適応年齢は若年から中高年層まで幅広い。後弯変形を伴う頸椎OPLLには限界を伴うことがある。

●麻酔

　全身麻酔下で行う。

●体位

　挿管後，頭部にMayfield頭蓋支持器を装着し，ゆっくりと腹臥位にする。挿管から体位変換時にかけては一般に頸椎過伸展位による脊髄圧迫を避けなければならない。Mayfield頭蓋支持器を固定後，両上肢は体幹の横に，両下肢は膝を屈曲位にてレッグホルダーで固定し，体幹全体を保持する。頸椎を軽度前屈位として，約30°のヘッドアップ体位とすると術野の展開が容易である 図1。さらに頭部には脊髄誘発電位の刺激電極を刺入する。

手術進行

1. 皮切
2. 棘突起と椎弓の展開
3. C3のドーム状椎弓形成（dome plasty）
4. 開大（オープン）側骨溝（ガター）の作製
5. C7の逆ドーム状椎弓形成（dome plasty）
6. 蝶番（ヒンジ）側骨溝（ガター）の作製
7. 椎弓の開大
8. オープンドアプレートの設置
9. 後療法

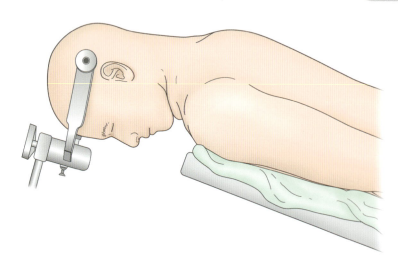

図1 体位
腹臥位にて，頸椎を軽度前屈位（顎を引く），約30°のヘッドアップとする。

Fast Check

❶頸椎椎弓形成術は1970年代にわが国で開発された優れた術式である。
❷片開き式は骨溝作製が2カ所と簡便であり，人工骨やインプラントなどを必ずしも必要としない。
❸神経根障害合併例では，椎間孔開窓術（foraminotomy）を同時に実施できるなどの利点がある。

手術手技（C4-6ELAP と C3・C7 dome plasty）

1 皮切

切開範囲は，皮膚上よりC2の大きな棘突起とC7（T1）の突出した棘突起を触れることができるため，それらをメルクマールとして，C3-C7（T1）棘突起にわたる約10〜12cmの正中縦切開とする 図2 。

> **NEXUS view**
> 皮切部位が不確実な場合は，C7（T1）の棘突起に18G針でマーキングを行い，単純X線側面像を撮影する。

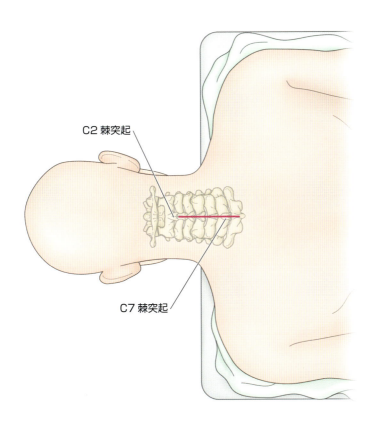

図2 皮切

C3からC7（T1）棘突起にわたる約10〜12cmの正中縦切開とする

2 棘突起と椎弓の展開

　皮切後，C2とC7（T1）の棘突起をメルクマールとして，電気メスで正中切開を行う。正中を外すと筋肉から出血しやすいため，常に正中展開を心がける。術後の頚椎後弯予防のためにC2棘突起に付着する筋群は完全に温存する。また，後頭骨からC7とT1棘突起に付着する項靱帯は，術後の軸性疼痛予防のために温存する[2]。したがって，C4からC6までの傍脊柱筋群をコブエレベーターにて棘突起から剥離展開する 図3 。

　展開時には電気メスを用いるが，頚椎前屈位により椎弓間が開大しているため，脊柱管内に切り込まないように慎重に展開する。また，外側塊の広い展開は頚部筋群の萎縮を招くため極力温存し，骨溝が作製できるまでに留める。C4からC6までの棘間靱帯と筋肉も温存する。小皮切による深い部位での手術手技となるため，開創器は深めのゲルピーが有用である。

　展開終了後にC4-6の棘突起をC3の高さにリウエルにて切除し，椎弓を開大した際に邪魔にならないようにしておく。骨切除部位にはボーンワックスを塗って出血のコントロールをする。

> **NEXUS view**
> 　軽度の頚椎前屈位では筋群が緊張し，椎弓も皮膚から浅い部位に位置するため，展開が容易となる。一方，椎弓間の黄色靱帯が露出するため，展開時のコブエレベーターや電気メスなどの脊柱管内迷入には十分注意を要する。

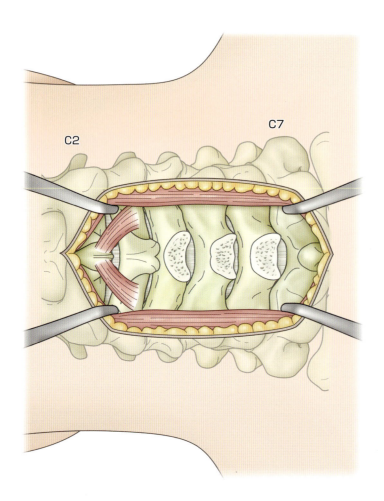

図3 棘突起と椎弓の展開

C2に付着する筋は完全に温存する。

3　C3のドーム状椎弓形成（dome plasty）

　C3の棘突起の尾側を一部切除し，C3に付着する筋肉を極力温存しながら，直径5mmのエアドリル（ダイヤモンド粗）で椎弓内板を尾側から頭側へ向かって削る 図4 。脊柱管側に残存する骨性成分は小ケリソン鉗子にて切除する。その際，C3／4間の黄色靱帯は正中の割れ目より小ケリソン鉗子にて切除し，硬膜を一部露出させると椎弓内板を切除しやすい。硬膜外静脈叢からの出血に対してはバイポーラーや止血剤を使用して止血を行う。従来，厚みのある椎弓をもつC2に実施されていた術式であり，低侵襲性の観点よりC3に応用されるようになった。C3の場合はC2と比較して椎弓が薄いために，結果的に椎弓切除に近いdome plastyになることもある。

> **NEXUS view**
>
> 　C3 ELAPはC2棘突起に付着する頸半棘筋の部分切離が余儀なくされるため，低侵襲性を目指しC3のdome plastyが行われるようになった。
> 　C3 dome plastyの椎弓内板切除範囲は，硬膜の拍動が確認でき，かつ頭側方向の硬膜外腔へスパーテルが容易に挿入できれば十分であり，C3の尾側2/3から1/2を切除することが多い。一方，C4-6の椎弓開大前にC3のdome plastyを完結することが狭いワーキングスペースにより困難な場合は，C3の尾側約半分の一部の骨切除とC3/4間の黄色靱帯切離のみを行い，C4-6椎弓開大後に残存するC3の骨切除を行う。ただし，硬膜が露出している状況下でのエアドリルの使用は硬膜損傷などの危険もあり，極力慎むべきである。

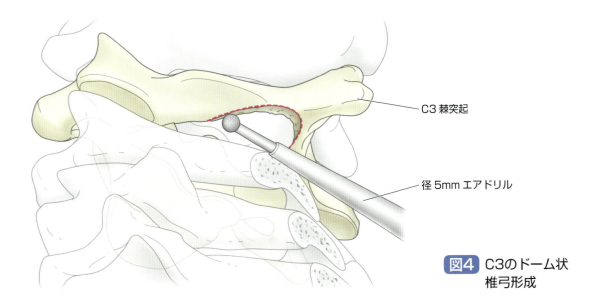

図4　C3のドーム状椎弓形成

4 開大(オープン)側骨溝(ガター)の作製

　一般に開大側は,術者の立ち位置により左側が大部分であるが,脊髄右側の圧迫が著明な場合には右側開大も考慮する。骨溝の作製には5mm径のエアドリル(ダイヤモンド粗)の使用が推奨される。開大側の骨溝作製部位は椎弓から外側塊への移行部の椎弓寄りである 図5 。C4-6の同部位をほうきを掃く,あるいは薄皮を剥ぐ感じで慎重に骨を削っていく。決して,エアドリルの先を脊柱管内方向へ押してはならない。通常,骨溝から出血を伴うため,頻回にボーンワックスを塗付して止血する。

　椎弓が薄くなると椎弓間には黄色靱帯が露出し,椎弓内板部には硬膜外の血管が透けてみえてくる。エアドリルを時々休ませ,神経鉤で脊柱管に達したかを触れて確認する。最終的にC4,C5,C6すべての椎弓の骨性連続性がなくなることを確認する。

> **NEXUS view**
> 最も大事な点は,C4-6の各椎弓と外側塊の骨連続性を絶つことである。特に各椎弓間では椎間関節部の重なりにより厚いため,骨切除が多いことに留意する。C3 dome plastyをすでに実施している場合は,C4頭側の骨溝作製時に硬膜損傷を生じないよう十分注意する。

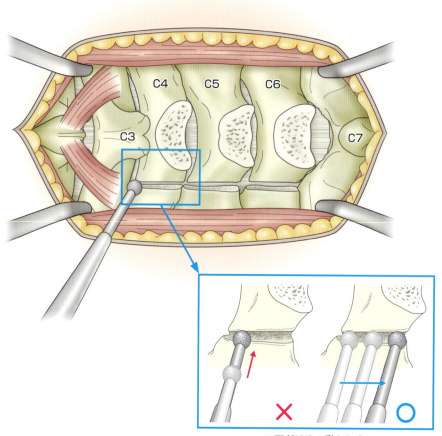

図5 開大側の骨溝の作製(左側)

エアドリルの動かし方

5 C7の逆ドーム状椎弓形成（dome plasty）

　C7では，C3のdome plastyの逆を行う．すなわち，C7の筋群を温存しながら，C7椎弓の頭側約1/2をエアドリル（ダイヤモンド粗）を用いて頭側から尾側へ向かって削ると 図6 ，次第に黄色靱帯が露出してくる．椎弓表面を薄くした後に，黄色靱帯の正中の割れ目から靱帯を切除し，硬膜を一部露出させ，椎弓内板の骨性要素と靱帯を同時に切除するとよい．硬膜外静脈叢からの出血はバイポーラーや止血剤を使用して止血する．C7の切除範囲もC3 dome plasty同様に，硬膜の拍動が確認でき，スパーテルが容易に硬膜外腔に挿入できれば十分である．

> **NEXUS view**
> 　C7の逆dome plastyの際にC6の棘突起が術野の妨げになることがある．その場合は，C6棘突起の尾側の一部をリウエルで切除し，C6椎弓尾側の一部もC7と同時に削ると安全に実施することができる．

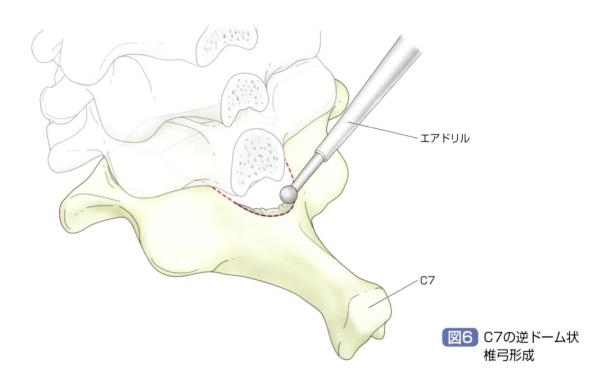

図6 C7の逆ドーム状椎弓形成

6 蝶番（ヒンジ）側骨溝（ガター）の作製

　ヒンジ側骨溝の作製前に，C4-6の開大側にあるすべての黄色靱帯を小ケリソン鉗子あるいは神経鉤で切離する。これにより，C4-6のヒンジ側の骨軟部組織以外は切離されたことになる。すなわちC4-6の頭尾側と開大側の組織の連続性は絶たれ，硬膜が隙間から露出している状況である。ヒンジ側骨溝の作製部位は開大側より多少外側塊側となる。そこで同様のエアドリルを用いて骨溝を作製していく 図7 。開大側と同様にほうきで掃くようなイメージで骨溝を作製していく。開大側のように骨切離しないように十分注意しながら，少し溝を作っては，各椎弓ごとに手で開大作業を行い，椎弓の開大抵抗を確認する。開大しても元にもどる程度の比較的強いばね様の抵抗が得られるまでこの操作を繰り返す。

> **NEXUS view**
> 開大側の黄色靱帯の切離により，硬膜外静脈叢からの出血が増えることもあるため，必ずしもC4-6椎弓開大前に完全に黄色靱帯の切離を実施する必要はない。

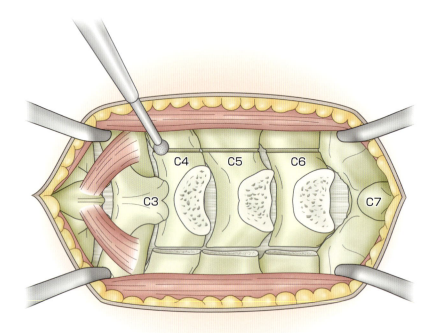

図7 蝶番（ヒンジ）側の骨溝の作製（右側）

7 椎弓の開大

　C4，5，6すべてである程度の開大抵抗が得られたら，3つの椎弓の開大を両手で行う 図8 。高齢者では骨の脆弱性により骨折する恐れがあるため，ゆっくり慎重に数回に分けて開大を行う。開大途中で硬膜と椎弓に癒着がある場合は，硬膜外静脈叢などを十分に処理しながらゆっくり開大する。

> **NEXUS view**
> 　ケリソン鉗子と片手で開大を行う場合があるが，ヒンジ側のばね様抵抗を感じながらの開大には両手での開大のほうが感触が伝わりやすい。また，仮にヒンジ側が骨折しても通常は黄色靱帯や棘間靱帯・筋肉により，脊柱管内への落ち込みはほとんどみられない。

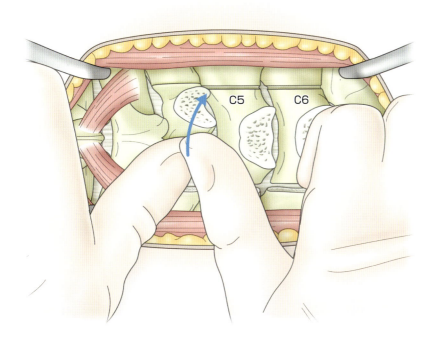

図8 椎弓の開大
両手母指で，C4-6の椎弓を1つずつ開大していく。

8 オープンドアプレートの設置

原法では，C4-6の各椎弓ごとにヒンジ側の椎間関節周囲の傍脊柱起立筋に太めの糸をかけ，それを開大した椎弓と棘間靱帯をかけて結紮する．後弯変形による椎弓開大後の再閉鎖の予防[3]のためにヒンジ側の外側塊にアンカースクリューを刺入して，それに付着する太めの糸で開大維持する方法もある．

今日では，オープンドアプレート（センターピース™：メドトロニックソファモアダネック社）の使用が可能となり，有用性はきわめて高い．椎弓ごとに適切な開大を維持する大きさのプレートを開大椎弓端と外側塊端にあてがい，プレートの両端で螺子固定を行う 図9 ．強固な固定が得られ，大部分の再閉鎖は予防可能である．

> **NEXUS view**
> プレートなどのインプラントの設置時には螺子のねじ込み時にヒンジ側にねじり方向の応力が加わり，ヒンジ側骨溝に骨折を生じることがあるため，注意を要する．

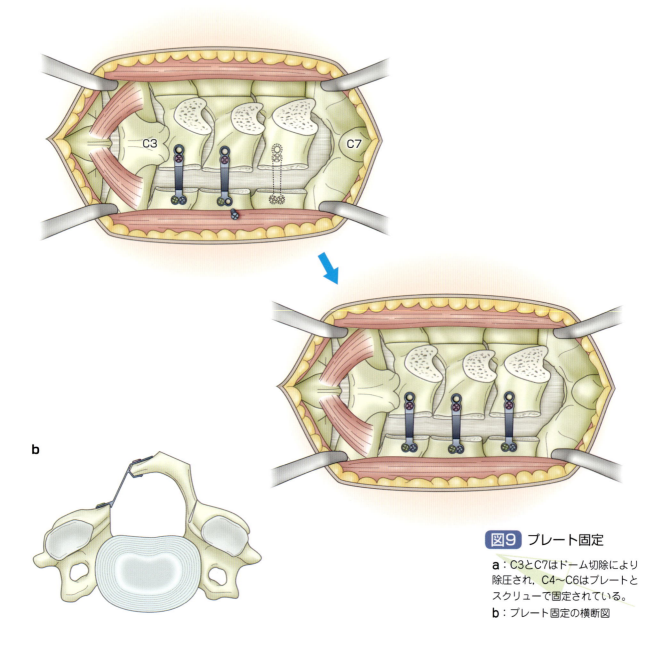

図9 プレート固定
a：C3とC7はドーム切除により除圧され，C4～C6はプレートとスクリューで固定されている．
b：プレート固定の横断図

9 後療法

　術当日はベッド上安静とする．術翌日に全身状態が落ち着いていれば，ベッドサイドの座位の後，起立や歩行も許可する．頚椎装具の装着は通常不要である．ドレーンは通常術後2日目に抜去する．

　合併症の1つである術後C5麻痺の発生頻度は，近年の低侵襲性を目的とした選択的ELAPでは1.3％と著明に減少している[4]．

文献
1) Hirabayashi K,ほか.Expansive open-door laminoplasty for cervical spinal stenotic myelopathy. Spine 1983；8：693-9.
2) 小川祐人，ほか.頚椎症性脊髄症に対する脊柱管拡大術　低侵襲手術を目指した術式の改良. 日本脊髄障害医学会雑誌 2004；17：20-1.
3) Matsumoto M, ほか.Risk factors for closure of lamina after open-door laminoplasty. J Neurosurg Spine 2008；9：530-7.
4) Tsuji T, ほか.Selective open-door laminoplasty reduce postoperative C5 Palsy by reducing excessive posterior shift of spinal cord. 39th Annual Meeting Cervical Spine Research Soceity 2011（presentation）.

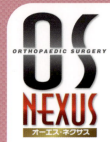

Ⅱ. 頚椎
棘突起縦割　頚椎椎弓形成術

徳島大学病院クリニカルアナトミー教育・研究センター　東野　恒作

Introduction

術前情報

●適応疾患

　神経症状のうち，脊髄症状を認めて進行性である症例，画像的に脊柱管狭窄を多椎間に認める症例である。

●相対的適応

　1椎間から2椎間の狭窄，後縦靱帯骨化症の症例で占拠率が高度なもの。後弯変形があり，術後に進行する可能性がある症例，場合により後方固定術の併用を考慮する。

●術前チェック

　全身状態を再度チェックして手術可能かどうかを判断する。後頚部の皮膚の状態，術前には除毛を行っておく。

　念入りに神経学的所見の確認を行い，手術レベルを再度評価する。画像所見と神経症状が一致するかどうか再度確認する。

●画像所見

　C1後弓の形状やC2～7までの棘突起の形状を確認しておく。C6棘突起先端は左右に突起がある場合とC7以下の棘突起同様に突起先端が1つの場合に分かれる。あらかじめ形状を確認しておくと下位頚椎のレベル間違いの予防となる。側溝作製予定椎弓の厚さなどをCTで確認する。また，椎間関節が骨性に癒合している場合は側溝を作製する際に注意する。

●手術体位

　腹臥位で，4点受けフレームやジャクソンテーブルを使用する。術中の頚椎が過屈曲，過伸展にならないように注意する。術前に頚椎の屈曲，伸展で神経症状，神経刺激症状を生じないかどうかチェックしておくことが必要である。

　上下肢の関節の拘縮，可動域制限がないかどうかを確認する。頭部の固定は3点ピン固定か腹臥位用顔面スポンジによる固定とする。スポンジによる固定の場合は，腹臥位となった後に眼球圧迫を生じていないかどうかを確認する。四肢や体幹，男性の場合は陰部などが除圧されているかどうか確認し，術中にずれないように固定しておく。

　頚椎を軽度屈曲位にすると椎弓間の操作が行いやすいことが多い。その際は逆trendelenburg体位にすると頚椎後方へのアプローチが水平になりやすく行いやすい。傾斜のある体位を取った場合は，四肢，体幹固定状態の確認を行う。

手術進行

1. 浅層の展開
2. 深層の展開
3. 椎間孔の拡大
4. 頭尾側の椎弓ドーム状の除圧
5. 側溝の作製
6. 棘突起の縦割
7. 棘突起，椎弓の拡大
8. 閉創
9. 後療法

❶頚椎の形状，特に棘突起の形状，椎弓の厚さ，椎間関節癒合の有無などをあらかじめ確認しておく。
❷C2，C7付着部筋をできるだけ温存するように心がける。
❸側溝を作製する際には，幅が広くなりすぎないように注意する。

手術手技

1 浅層の展開

　術前の画像，特にCTで頚椎の形状の確認を行っておく。C2棘突起，C7棘突起は細い頚部であれば触知可能であるが，皮膚切開（皮切）部分を正中部でマークしておく。

　メスで皮切し，真皮まで切開を進める。両側に緊張をかけると，正中に存在する膜性組織が同定できる。この膜性組織は後頭骨からC6,7レベルまで連なる項靱帯である図1，図2[1]。4足動物では発達しているが，2足動物である人類は項靱帯の組織は比較的疎であり，正中部に電気メスを当て左右に緊張をかけることにより容易に展開できる。項靱帯の同定が困難な場合は，C6またはC7棘突起頭側部を触知して展開すると中位頚椎の棘突起列が同定しやすい。

　選択的に椎弓形成を行う場合は，頭側はC1後弓の触知かC0/1間の触知を行い，尾側は棘突起先端の形状を確認することにより，レベル間違いを防ぐことができる図3[2]。

> **NEXUS view**
>
> 　僧帽筋は項靱帯で左右に広がるが，一部はC7棘突起に付着する。また，小菱形筋はC7棘突起に付着するためC7棘突起付着部筋を剥離することにより，肩甲骨停止部へ負荷がかかる。C3～C6までの椎弓形成術あるいはさらに選択して行う場合とC3～C7で椎弓形成術を行う場合では，C7付着部筋に対する侵襲が異なる。この差は臥位よりも座位，立位で疼痛が増悪する軸性疼痛の発生状況に影響を与えると考えられる[3~8]。

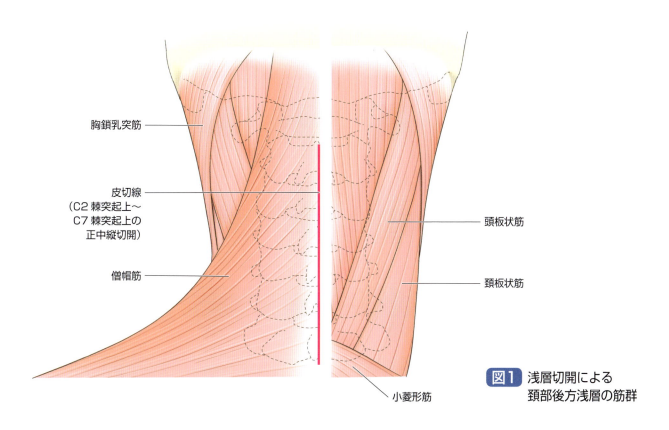

図1 浅層切開による頚部後方浅層の筋群

（胸鎖乳突筋，皮切線（C2棘突起上～C7棘突起上の正中縦切開），僧帽筋，小菱形筋，頭板状筋，頚板状筋）

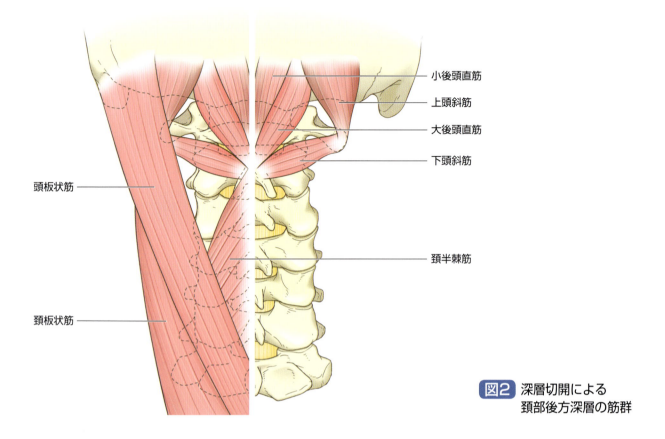

図2 深層切開による頚部後方深層の筋群

（ラベル：小後頭直筋、上頭斜筋、大後頭直筋、下頭斜筋、頚半棘筋、頭板状筋、頚板状筋）

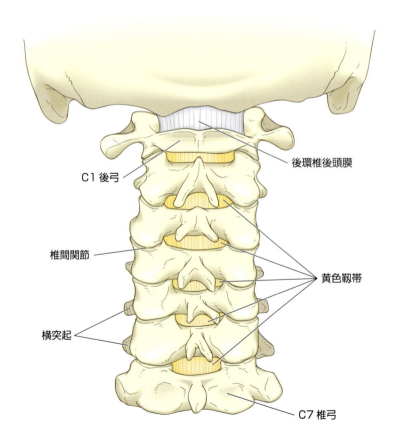

図3 頚椎後方からみる棘突起先端の形状

頭側はC1後弓かC0/1間を触知する。
尾側は棘突起先端の形状を確認する。

（ラベル：後環椎後頭膜、C1後弓、椎間関節、横突起、黄色靱帯、C7椎弓）

2 深層の展開

　C2棘突起には頚半棘筋が付着しており，一部は棘突起から切離する必要があるが，できるだけ温存を心掛ける 図2 。C3以下の棘間筋，頚半棘筋の付着部は切離し，椎弓の展開に移行する。椎弓の展開は棘突起基部から尾側端に骨膜下に行うと出血を最小限度にとどめることができる。外側への展開は通常であれば椎間関節内側（変曲点，青矢印）までで十分であることがほとんどである 図4 。

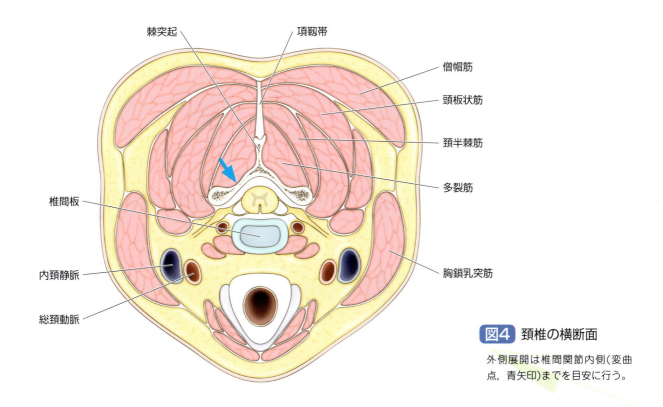

図4 頚椎の横断面
外側展開は椎間関節内側（変曲点，青矢印）までを目安に行う。

3 椎間孔の拡大

　神経根症状を合併する場合には椎間孔の拡大術を行うが，必ず先に椎間孔拡大を実施する．側溝を作製した後に行うと椎弓のヒンジ部分が脆弱になり，floatingして椎弓切除となる危険性がある．

4 頭尾側の椎弓ドーム状の除圧

　頭尾側の部分的な椎弓ドーム骨切り術を行う場合は，椎弓の掘削を過度に行わないように注意する．棘突起縦割をエアトームで行う場合は黄色靱帯の付着部程度で十分であるが 図5a ，threadwire saw（T-saw）を使用する場合は，ガイドチューブ挿入をスムーズに行うために尾側椎弓1/2程度の切除が必要となる 図5a ．この場合は残存する棘突起が脆弱性を生じないように注意する．過度に掘削すると棘突起骨折の危険性を招く．

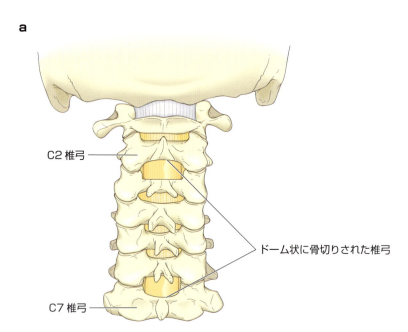

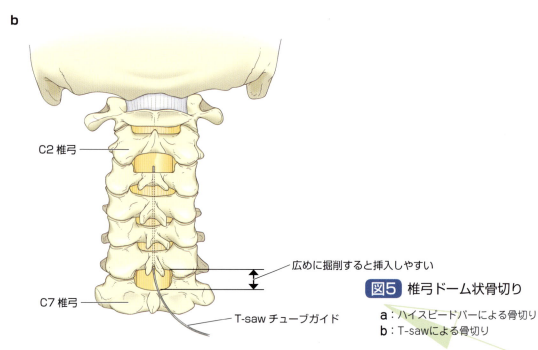

図5 椎弓ドーム状骨切り
a：ハイスピードバーによる骨切り
b：T-sawによる骨切り

5 側溝の作製

　掘削位置は術前のCT，MRIで脊柱管横径，脊髄幅を確認しておき，術中に掘削位置を確認する。著者らは，やじろべえ状のメジャーを作製しており，計画通りに行えるよう工夫している 図6 。

　横断面での椎弓の厚さ，椎間関節の癒合の有無を確認しておき，程よく椎弓がヒンジ上に開くように掘削する。椎弓面にやや垂直に掘削するとヒンジとしやすいが，除圧不足にならないように注意する。外側過ぎる掘削を行った場合はC5麻痺を誘発しやすくなるばかりか，椎骨動脈損傷を引き起こす危険性がある。椎弓間が広い場合は硬膜損傷や神経根損傷に注意する 図7 [9]。

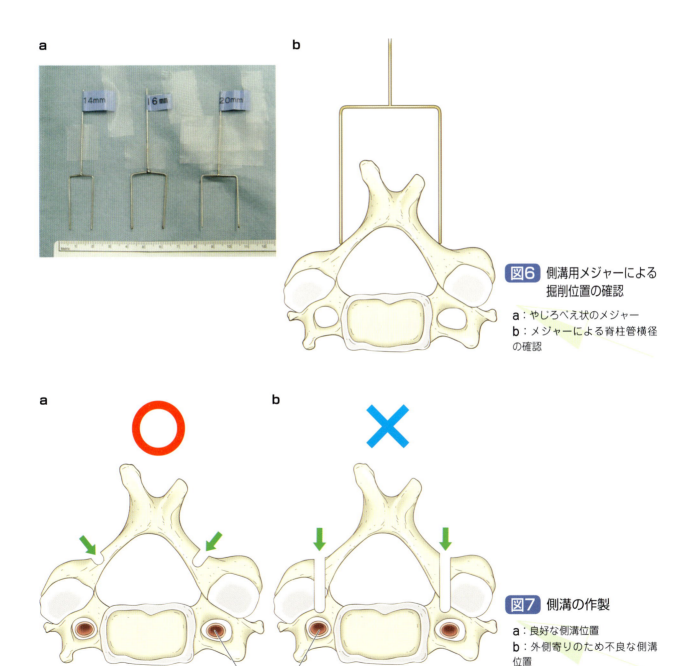

図6 側溝用メジャーによる掘削位置の確認
a：やじろべえ状のメジャー
b：メジャーによる脊柱管横径の確認

図7 側溝の作製
a：良好な側溝位置
b：外側寄りのため不良な側溝位置

6 棘突起の縦割

棘突起先端を切除した後，正中で縦割する 図8a 。ハイスピードバーで行う場合は，最終腹側の掘削は径2〜3mmのダイヤモンドバーで慎重に行う。棘突起間の軟部組織を可及的に除去しておき，棘突起上縁を確認しておく。骨硬化例ではバーが高熱となりやすいので生理食塩水（生食水）で冷却する。

> **NEXUS view**
>
> T-sawを用いる場合は，ガイドチューブによる硬膜への過度の圧迫や損傷を起こさないように愛護的に挿入する 図8b 。あらかじめドーム状に椎弓切除を行っている場合は，黄色靱帯も除去しておくとガイドチューブが挿入しやすく，出口レベルでのガイドチューブ確認がしやすい。
> 　ガイドチューブ挿入が困難な場合は分割して行うか，ハイスピードバーでの縦割への移行も検討する。T-saw中央部のダイヤモンド部分が棘突起縦割レベルに位置するように通し，摩擦による硬膜損傷を生じないように縦割する。

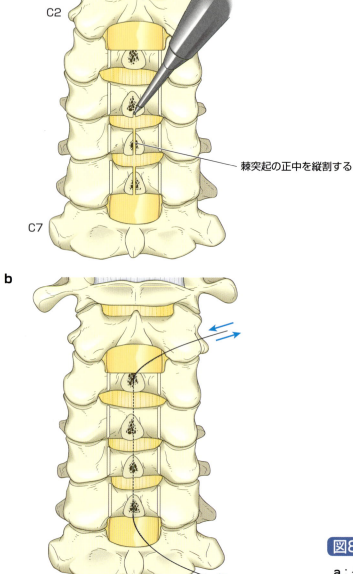

図8 棘突起の縦割
a：ダイヤモンドバーによる縦割
b：T-sawによる縦割

7 棘突起，椎弓の拡大

　側溝の掘削後にしなり具合を確認し，棘突起スプレッダーで拡大する 図9 。拡大時に側溝の掘削不十分の場合は椎弓骨折を生じるので，しなりが悪い場合は掘削を追加する。棘突起先端のみで拡大する場合は棘突起の骨折に注意する。

　ハイスピードバーで棘突起を縦割した場合は黄色靱帯が正中で残存しており，硬膜から黄色靱帯を剝離して正中切開することにより，椎弓拡大は容易なることが多い。黄色靱帯は狭窄部位では切除も必要であるが，過度の切除は拡大椎弓の安定性を減少させる。

　T-sawを用いた場合，黄色靱帯は正中で縦割されおり，同時に椎弓を拡大しやすい。

　棘突起スペーサーは各種工夫されているが，スペーサーとの拡大棘突起が癒合しなくても，通常は側溝が拡大したまま骨癒合するため問題は生じない[10] 図10 。

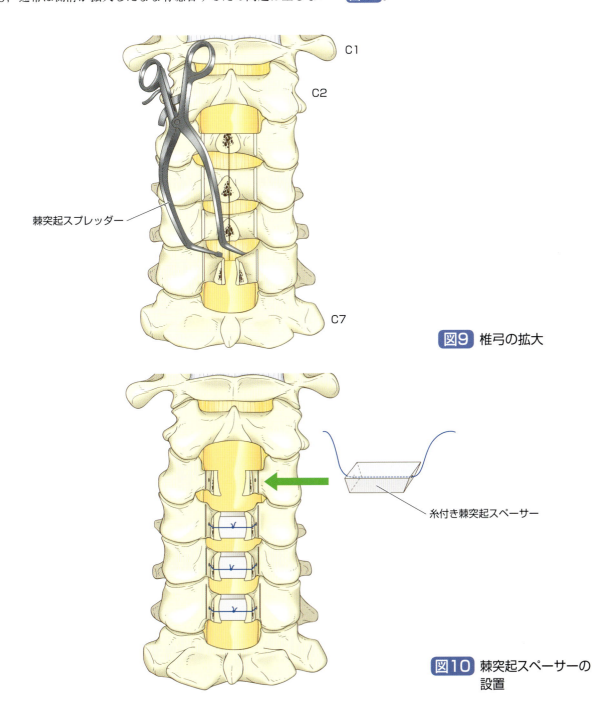

図9 椎弓の拡大

図10 棘突起スペーサーの設置

8 閉創

十分な洗浄後，止血を行う。ボスミン生食水およびエピネフリン入りキシロカインを使用した場合は筋層，皮下組織からの術後出血を防ぐように止血操作を行っておく。

ドレナージチューブを留置し，硬膜外血腫による麻痺の出現を予防する。

C7に付着する筋群はできるだけ順層縫合を心掛ける。

9 後療法

出血量，創部痛によるが，ベッドアップは術後早期においても可能である。外固定はソフトカラーで十分であるが，疼痛がなければ装着なしでも問題は生じない。

急激な硬膜の膨隆に伴う神経根牽引によるC5麻痺症状は，術直後からの異常知覚などの訴えの後に生じることもあるが，ベッドアップ，離床後に生じる例が多い[11]。

軸性疼痛はC7温存例では長期間にわたることは少ないが，疼痛が自制内となればアイソメトリックな筋収縮運動を開始する。

文献
1) Augustus A,White III,Manohar M Panjabi.Clinical Biomechanics of the Spine.2nd ed.p.291.
2) CMPELL'S Operative Orthopaedics Nith Edittion Volume Three, p.2697-8.
3) 宮本雅史,白井康正,元文芳和,ほか.棘突起縦割式脊柱管拡大術の治療効果と問題点－頚椎症性脊髄症の治療を中心として－骨・関節・靱帯. 2002；15：967-75.
4) 細野　昇，坂浦博伸，向井克容，ほか．圧迫性頚髄症に対する4椎弓形成術の試み．臨整外 2004；39：659-65.
5) 東野恒作,加藤真介,酒井紀典,ほか.頚椎Laminoplasty術後の軸性疼痛　頚椎症性脊髄症に対する頚椎椎弓形成術におけるC7棘突起温存は,神経学的長期成績の不良因子にならない.骨・関節・靱帯（発行年）；18巻4号 p.325-30.
6) Higashino K, Katoh S, Sairyo K, et al. Preservation of C7 spinous process does not influence the long-term outcome after laminoplasty for cervical spondylotic myelopathy. Int Orthop 2006； Oct;30(5):362-5. Epub 2006 Jun 1.
7) 細野　昇，坂浦博伸，向井克容，ほか．圧迫性頚髄症に対する4椎弓形成術の試み．臨整外 2004；39：659-65.
8) Hosono N, Sakaura H, Mukai Y, et al.C3-6 laminoplasty takes over C3-7 laminoplasty with significantly lower incidence of axial neck pain. Eur Spine J　2006；Sep;15(9):1375-9. Epub 2006 Mar 18.
9) Imagama S, Matsuyama Y, Yukawa Y, et al.Nagoya Spine Group. C5 palsy after cervical laminoplasty: a multicentre study. J Bone Joint Surg Br 2010； Mar;92(3):393-400.
10) Kaito T, Hosono N, Makino T, et al. Postoperative displacement of hydroxyapatite spacers implanted during double-door laminoplasty. J Neurosurg Spine　；2009 Jun;10(6):551-6.
11) Shiozaki T, Otsuka H, Nakata Y, et al. Spinal cord shift on magnetic resonance imaging at 24 hours after cervical laminoplasty. Spine 2009 (Phila Pa 1976). Feb 1;34(3):274-9.

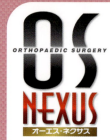

II. 頸椎
頸椎前方椎間孔拡大術

国立病院機構埼玉病院脳神経外科，脳卒中センター　前島　貞裕

Introduction

術前情報

●適応
①変形性頸椎症，なかでも骨棘圧迫による一側性の神経根症（radiculopathy）および神経根脊髄症（radiculomyelopathy）。
②lateral type，またはmedio-lateral typeの椎間板ヘルニア（disc herniation）。
③circumscribed typeの頸椎後縦靱帯骨化症（OPLL）。本手術は，片側に偏在する分節型OPLLにも応用できるが，術野が狭いため，限局性でしかも硬膜の骨化を伴わないものが望ましい。
④椎間孔から前側方へ伸展するdumb-bell型神経鞘腫（neurinoma）。本手術では発生神経根と腫瘍との関係を視認できる。発生神経根が前根であっても隣接する神経根が当該神経根の機能を代償していなければ，発生神経根の温存もできる。

●特徴
　本手術の最大の特徴は，正常な椎間板組織を可能な限り温存することで，術後の椎間の可動性を維持できることである。
　さらに，可能な限り骨削除範囲を極小としてルシュカ関節を可及的に温存することで，術後の不安定性を最小限にすることができる。
　当然，前外側アプローチ・非固定術に属するが，その特徴的な術式であるがゆえに，対象となる疾患・病態には自ずと制限や限界がある。特に頸椎椎間板ヘルニアでは，椎間板組織をできる限り温存するため，椎間板高は経年的に徐々に低下傾向を示し，また，再発もあり得る。
　本手術の適応は，病変部位によっても異なってくる。例えば，病変部位が水平断で，外側かつ限局性に位置している場合は本手術のよい適応である。しかし，病変部位が外側であっても，頭尾側方向に延長している場合は，本手術を上下に拡大した"antero-lateral partial vertebrectomy"を追加することになる。病変部位が限局性であっても正中部にある場合は，"central partial vertebrectomy"に変更することになる。
　本手術は非固定術であるため術後の外固定は必要ない。そのため早期離床・社会復帰が可能である。このことは，働き盛りの壮年層ばかりでなく，術後の不穏を引き起こしかねない高齢層にとっても利点である。
　手術時間は，本術式に慣れてくれば，一般的には1椎間当たり約1時間である。

●体位
　全身麻酔下で仰臥位とする。頭部は3点固定で，頸部をほぼ中間位〜後屈位に固定する。
　術中にベッドを約15°回旋し，病変側を上方に固定することで，術者は直下方向（椎体へ最もよい進入角度）に骨削除を進めることができる。軟部組織の過度の圧迫を避け，disorientationの予防にも役立つ。

手術進行

1. 皮切
2. 頸椎前方へのアプローチ
3. 顕微鏡下椎体削除
4. 骨棘削除，椎間板ヘルニア摘出
5. 閉創
6. 術後管理
7. 術後成績，合併症

今後の展望

disorientationしないようにする重要な点：
❶顕微鏡下に真下に骨削除ができるよう，最初に自らの手で頭部を固定し，透視下に確認することである。
❷椎体外側を舐めるようにして背側へとドリリングを進めることである。椎体外側に穿破したとしても，椎骨動脈損傷さえしなければ問題なく，むしろよいメルクマールとなる。

手術手技

1 皮切

　皮切は，病変側の前頸部やや外側に，通常約5cmの横切開を置く 図1 。皮切の前に，20万倍ボスミン添加1％キシロカインを皮下注することで，出血を極力予防する。

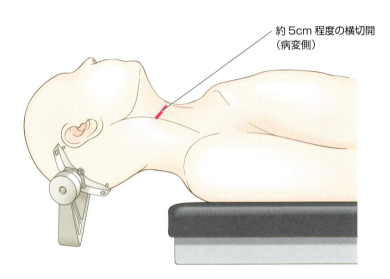

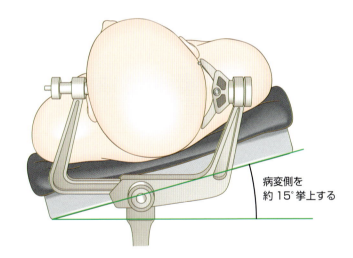

図1 手術体位と皮切

頭部は3点固定，頸部はほぼ中間位～後屈位に固定する。透視下に病変高位を確認し，病変側に約5cm程度の横切開を行う。

2 頚椎前方へのアプローチ

広頚筋を露出して電気メスで横切開した後，胸鎖乳突筋の前縁に沿って浅頚筋膜を剥離する。病変レベルが，C4-C5より吻側の場合は肩甲舌骨筋の上方で，C5-C6より尾側の場合は肩甲舌骨筋の下方で，頚動脈を外側に触知しながら剥離を進める。筋鉤で気管・食道を内側に，頚動脈を外側に牽引し，椎体前面を展開していく 図2 。

まず，通常のSmith-Robinson法と同様に，両側の頚長筋を確認して中心線を同定する。次に術中透視で罹患椎間を確認して病変レベルを同定した後，病変側のみ頚長筋を単極電気メスで椎体前面から剥離し，続いて神経剥離子で椎体に沿って頭尾側ならびに外側方向へ剥離を進める。椎体はその外側で急峻に内奥にカーブしており（同部がuncusに相当），頚長筋はここまで剥離できれば十分である。頚長筋はその内側1/2～1/3を電気メスで，目的とする椎間板高位で横切開する。切断した頚長筋は頭尾側方向に絹糸をかけて牽引し，術野の妨げにならないように処理する。

> **NEXUS view**
>
> 頚長筋を剥離する際，不用意に外側まで切断してはならない。交感神経（Horner症候）や椎骨動脈損傷の危険性があるからである 図3 。椎骨動脈損傷は本手術で最も重要で，絶対に避けなければならない重篤な合併症の1つである。
>
> 頚長筋を剥離するときに伴う出血は，双極電気メスで丁寧に凝固・止血する。神経剥離子を椎体の外側に保持することで，ワーキングスペースを確保すると同時に，ドリリングに際して椎骨動脈の損傷を予防することができる。

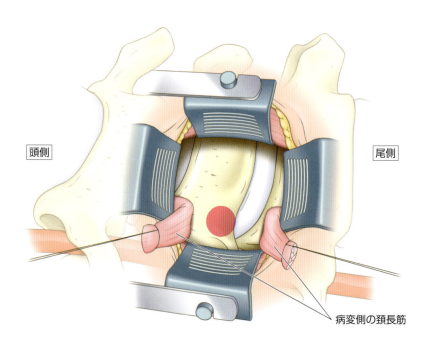

図2 頚椎前方の展開

病変側の頚長筋は切断し，頭尾側方向に絹糸をかけて牽引して術野の妨げにならないようにする。頚長筋に開創器をかけ，術野を展開する。

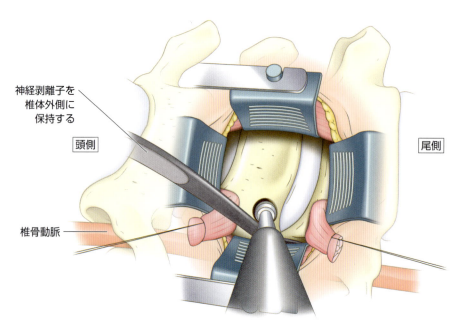

図3 椎骨動脈の確保

神経剥離子を椎体外側に保持することで，ドリリング時の椎骨動脈損傷を予防することができる。

3 顕微鏡下椎体削除

　非病変側の頚長筋と病変側の切断した頚長筋に開創器をかけて，術野を確保する．エアドリル（通常，径3〜5mmのダイヤモンドバー）で椎体を削除していくが，本手術の良否はこの操作にかかっているといっても過言ではない．

　椎間板は内奥へいくほど吻側へとせり上がっている 図4 。そのため椎間板組織を経由せずに骨棘あるいは脱出椎間板ヘルニアに到達するためには，最初のドリリングポイントが重要になる．つまり，病変レベルの椎間板より，吻側に位置する椎体の外側下部（uncus）を最初のドリリングポイントとしなければならない．

　ドリリングをするときに最も注意すべきことは椎骨動脈損傷である．助手に神経剥離子などで椎体外側をガードさせることも重要である．また，より安全に椎体削除を行うために骨用CUSAを使用してもよい．ただし骨用CUSAも発熱するため，エアドリル同様，生食水による冷却が必要である．骨用CUSAは通常のエアドリルよりもバーガードが大きいため開口部を大きめにし，三角円錐様に骨削除を拡大しないとバーガードが当たって深部に到達できないことがある．

　椎体前外側の骨皮質から骨削除を始めて徐々に内奥へ進めるが，lateral typeの椎間板ヘルニア，あるいは骨棘圧迫による神経根症であれば，通常，径6mm前後の骨削除で十分対処できるが，medio-lateral typeの椎間板ヘルニアあるいは比較的大きな骨棘圧迫や限局性のOPLLによる神経根脊髄症であれば，通常，径8mm前後の骨削除が必要となることがある．いずれの場合でも術後の不安定性を生じることはない．

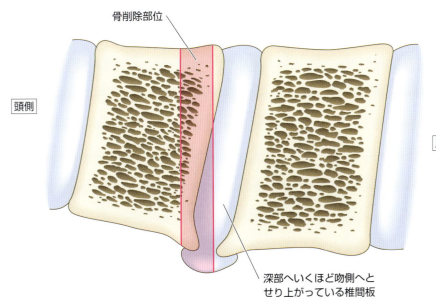

図4 椎体の効率的な骨削除部位

椎間板は深部へいくほど吻側へとせり上がっている．垂直方向に骨削除を進めていくためには，目的とする椎間板の高位よりやや頭側に位置する椎体から始めるとよい．

> **NEXUS view**
>
> 著者は，側面の透視下で，内奥の椎間板レベルをエンドポイントとして垂直にドリリングが進められるように最初のドリリングポイントを設定している 図5 。通常，手術体位（頚部の伸展程度）や病変レベルの高位によって，ドリリングのエンドポイントは異なるが，あらかじめ側面透視による確認さえ怠らなければ，術中disorientationになることはまずない。

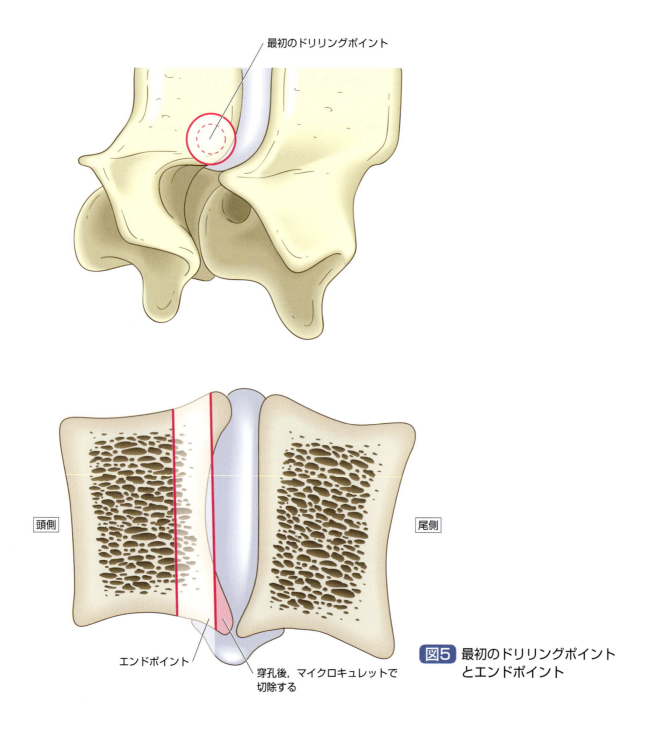

図5 最初のドリリングポイントとエンドポイント

4 骨棘削除，椎間板ヘルニア摘出

　椎体内側の骨皮質を薄く一枚残したところでドリリングによる骨削除を終了し，マイクロキュレットで骨皮質を除去する 図6 。さらに，先端が弯曲したマイクロキュレットで周囲に突出した骨棘や脱出した髄核を摘出する。

　肥厚した後縦靱帯をマイクロメスで切断すると，十分減圧されていれば硬膜管ならびに神経根が膨隆してくるのが確認できる。静脈叢からの出血に対しては，皮下脂肪塊を充填することで対処している。皮下脂肪には組織トロンボプラスチンが豊富に含まれているので，十分な止血効果が期待できる。また，通常本手術では，術後に不安定性を認めないことから，骨削除部への骨セメントの充填などの処置や内固定などは必要としない。

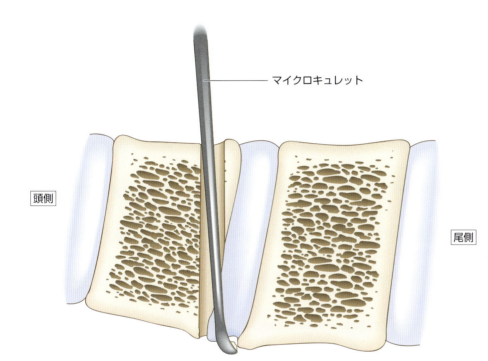

図6 骨棘・椎間板ヘルニアの摘出

骨棘はエアドリルで薄くした後，マイクロキュレットで摘出する。脱出した椎間板ヘルニアもほぼ同様に摘出できる。

5 閉創

固定を必要としない本手術の閉創はいたって単純である。止血確認後，幅5mmのペンローズドレーンを筋層下に留置し，広頚筋，皮下組織，皮膚を縫合して終了する。

6 術後管理

術後，前・後屈および側屈の単純X線像で不安定性のないことを確認できれば，通常，術後にハードならびにソフトネックカラーは必要としない。

手術当日は安静とするが，ベッドの挙上は可能である。手術当日でも腹鳴が聴取されれば，反回神経麻痺のないことを確認して水分摂取・食事を開始し，翌日には離床・歩行させている。

退院時期については，抜糸後（通常，術後1週間程），手術創の状態によって許可するが，糖尿病などの合併症がない場合には術後3日程度で許可し，外来で抜糸することもできる。

7 術後成績，合併症

1994年以降，本手術を施行したのは，変形性頚椎症の計91例(男性48例，女性43例)とOPLL（神経鞘腫16例を含む）で，平均年齢63.5歳，平均追跡期間81.4カ月である。

術前のneurosurgical cervical spine scale（NCSS）は平均10.8，術後1年,5年,10年後のNCSSは，13.6，13.2，12.8であった。percent improvementは各々，87.5%，75%，62.5%であった。

術後合併症は，本手術を行った当初の2例で一過性の嗄声を呈したが，重篤な合併症は認めていない。経年的に椎間板高の低下を認めたものの，これにより神経根症などが再燃したことはなく，再手術を要した症例も認めていない。

さらに骨削除部は，数年から十数年の経過で徐々に骨形成がなされるが，必要以上に骨形成がされて術後に神経根を圧迫し，再手術が必要になった症例は未だ遭遇していない。

今後の展望

頚椎前方椎間孔拡大術（anterior foraminotomy）の原点ともいえるanterior foraminal approachは，1968年，Verbiest H[1)]によるlateral approachに始まり，わが国では1976年，白馬[2)]がtrans-unco-discal approachとして最初に報告した術式である。その後，新たな類似した術式をScoville WB[3)]，Lesoin F[4)]，Snyder GM[5)]，Jho HD[6, 7)]らが次々と報告してきた。

頚椎椎間板ヘルニア・変形性頚椎症に対する本手術の最大の特徴は，transvertebral approach同様，可能な限り椎間板組織を温存し，脱出椎間板ヘルニアあるいは骨棘のみを摘出できることにあり，key hole discectomy without fusion（中川式）などとともに，前方除圧非固定術に属する低侵襲な術式といえる。

近年，前方アプローチでは，固定術に伴う術後隣接椎間の経年変化に対する方法として，前述の各種手術法が模索されてきた。本術式に対する良否の判断には，今後の新たなエビデンスの蓄積が必要と考えている。

文献

1) Verbiest H. A lateral approach to the cervical spine: technique and indications. J Neurosurg 1968；28(3)：191-203.
2) Hakuba A. Trans-unco-discal approach. A combined anterior and lateral approach to cervical discs. J Neurosurg 1976；45(3)：284-91.
3) Scoville WB, Dohrmann GJ, Corkill G. Late results of cervical disc surgery. J Neurosurg 1976；45(2)：203-10.
4) Lesoin F, Biondi A, Jomin M. Foraminal cervical herniated disc treated by anterior discoforaminotomy. Neurosurg 1987；21(3)：334-8.
5) Snyder GM, Bernhardt M. Anterior cervical fractional interspace decompression for treatment of cervical radiculopathy. A review of the first 66 cases. Clin Orthop Relat Res 1989；(246):92-9.
6) Jho HD. Microsurgical anterior cervical foraminotomy for radiculopathy: a new approach to cervical disc herniation. J Neurosurg 1996；84(2)：155-60.
7) Jho HD. Failed anterior cervical foraminotomy. J Neurosurg 2003；98(2 Suppl)：121-5.

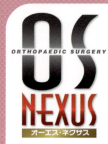

II. 頸椎

内視鏡下頸椎椎間孔後方拡大術

和歌山県立医科大学整形外科学　中川　幸洋

Introduction

内視鏡下頸椎椎間孔後方拡大術（cervical microendoscopic foraminotomy：CMEF）は，MEDシステムを用いた低侵襲手術である．病変部位へのアクセスに円筒型レトラクター，visual aidとして硬性斜視鏡を用いるという点で他の方法にない特徴がある．

利点として小皮切，円筒型レトラクター使用による術野軟部組織への侵襲が少ない，正常組織の破壊が少ない，出血，術後疼痛が少ない，術後の社会復帰が早い，斜視鏡の末広がり視野に対応したトランペット型の除圧が可能となる，など，術者側には鮮明に拡大された画像上で病態を確認しながらより繊細な手術が行えることが挙げられる[1]．

術前情報

●適応と禁忌

頸椎症，椎間板ヘルニアによる神経根症で保存療法の無効な症例，回復傾向のない筋力低下例，進行性の神経脱落症状を呈するもの，に適応がある．

不安定性が著明なもの（前方固定術が適応されるもの）や正中ヘルニア（摘出を計画する場合）のある場合は禁忌である．

●麻酔

通常の全身麻酔で行う．

●手術体位

腹臥位（Reverse Trendelenburg体位） 図1 ．

手術進行

1. 体位と頸椎アライメントの確認
2. 皮切・展開・円筒型レトラクターの設置
3. 椎弓間の展開とランドマーク，骨切除範囲
4. 手術機器と骨切除の実際
5. 軟部組織の処理
6. 除圧確認と閉創

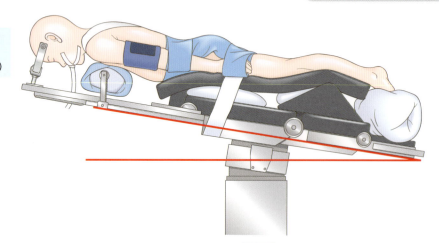

図1　体位
（腹臥位：Reverse Trendelenburg体位）
頸椎アライメント，低血圧，腹圧，頭部の位置に注意する．

頸椎アライメント（中間位から軽度屈曲位に調整する）

① 手術が安全確実に施行できるように体位，アライメントを整える．
② 骨切除範囲を確認する．
③ 神経根の除圧に際しては，静脈叢からの出血対策を十分に心得ておく．

手術手技

1 体位と頚椎アライメントの確認

　Mayfield頭蓋固定器装着のうえ，腹臥位（Reverse Trendelenburg体位）図1で手術を行う。静脈圧が下がることがあるため低血圧に注意する。また腹圧がかからないように十分配慮する。

　頚椎アライメントについて，頚椎は基本的に中間位になるよう調整を行う。頚椎は伸展位で椎弓同士が重なりあうため，除圧の際に骨切除が過剰になる可能性がある。逆に屈曲位では椎弓間が開きすぎて，レトラクター設置や操作の際に危険性が上がる図2。従って基本は中間位とし，症例に応じて適切な位置で固定を行う。

> **NEXUS view**
> 　CMEFに関しては，座位での手術も有効である[2, 3]。椎間孔拡大術では神経根周囲の静脈叢からの出血が問題となることがあり，術中静脈叢からの出血がより少ない座位手術を採用している施設もある。座位手術の欠点としては空気塞栓の危険性があることである。

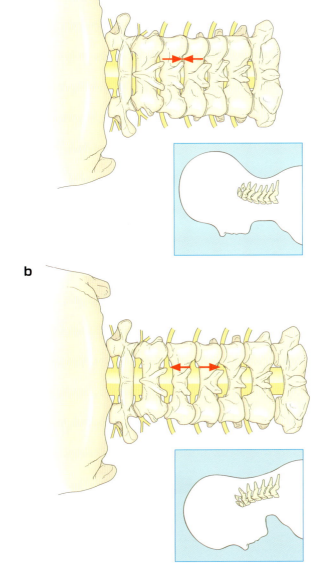

図2 頚椎アライメント

a：頚椎後屈位。椎弓が重なるため手術がやりにくい。
b：頚椎屈曲位。椎弓間が開くため，レトラクター設置や操作の際に脊髄への危険性がある。

2 皮切・展開・円筒型レトラクターの設置

皮切部位を皮膚に直接マーキングする。この際C-アームイメージ側面像を用いる。棘突起を触知しつつ実際の椎間へのtrajectoryを確認し，マーキングする図3。皮切の後，円筒型レトラクター設置を行う。その後椎弓間が展開できたらペンフィールドやボールプローブなど椎弓間においてC-アームイメージ側面像にてレベル確認を行う図4。

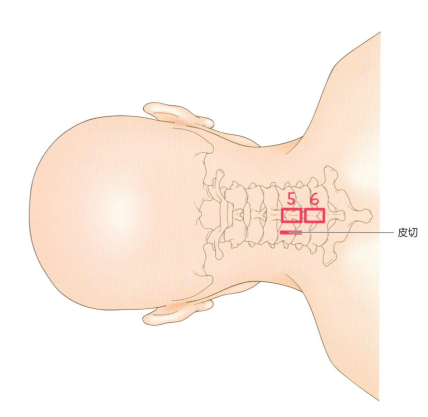

図3 皮切のデザイン
（左進入にてC5/6間のアプローチ）

皮切の位置に加え，C-アームイメージ側面像にて円筒型レトラクターのtrajectoryも確認しておく。

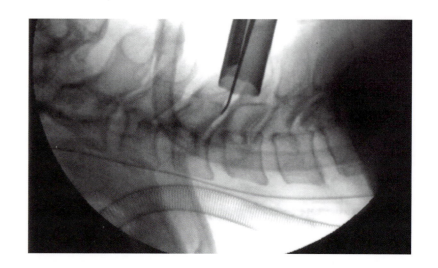

図4 レベル確認

椎弓間露出後は，ペンフィールドやボールプローブをおいてC-アームイメージにてレベル確認を行う。

NEXUS view

円筒型レトラクターの設置に際して，通常のsequential dailationではレトラクター内に軟部組織が入り込んでその切除が過剰になる場合がある．著者らは，頚半棘筋をスプリットし，進入椎間の上下の多裂筋の間をあらかじめ剥離してから挿入する方法をとっている 図5 。

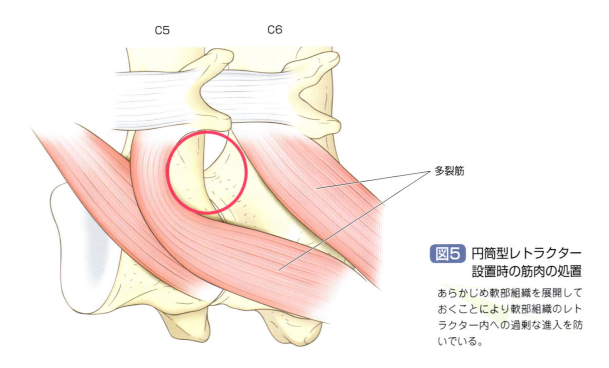

図5 円筒型レトラクター設置時の筋肉の処置

あらかじめ軟部組織を展開しておくことにより軟部組織のレトラクター内への過剰な進入を防いでいる．

3 椎弓間の展開とランドマーク，骨切除範囲

　内視鏡画面上には上下椎弓縁と椎間関節で構成されるいわゆる"interlaminar V"を露出展開する 図6a 。後方より椎間孔拡大術によって神経根の除圧を得るためには，基本的には，神経根は硬膜管分岐部から外側は前方のルシュカ関節を越えるところまで，頭尾側は上下の椎弓根まで骨切除を行う必要がある 図7 。前後から圧迫されている神経根の上関節突起の圧迫部分を後方から切除し，後方カウンターパートをとることで除圧の目的が達成される。神経根の主要圧迫部位は，後方からみると上関節突起の内縁からせいぜい5mm程度までであることが多い。内視鏡画像的には椎弓下縁と椎間関節を視野の中央に置く必要があるが，椎弓から椎間関節への境界が分かりにくい場合がある。その場合は上位椎弓外側にペンフォールドを入れてこじることで下位の上関節突起の関節面が露出され，容易に部位確認ができる 図6b 。

> **NEXUS view**
> 　椎間孔の構成と，神経根の圧迫が生じる部位については十分理解しておく必要がある。椎間孔は上下には椎弓根，前方はルシュカ関節および椎間板，後方は下位椎骨の上関節突起によって構成されている 図8 。

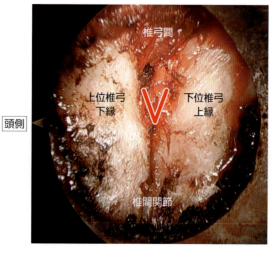

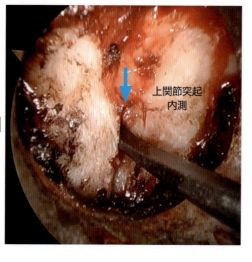

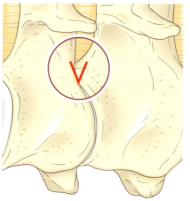

図6 椎弓から椎間関節までの展開
（左C5/6間へのアプローチ）

a：いわゆる"interlaminar V"を露出する。
b：椎間関節にペンフィールドを挿入してこじれば，上関節突起の関節面が確認できる。

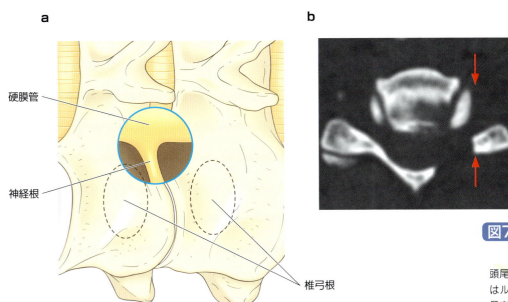

図7 椎間孔拡大術における骨切除範囲

頭尾側は上下椎の椎弓根，外側はルシュカ関節を越えるまでが目安となる。

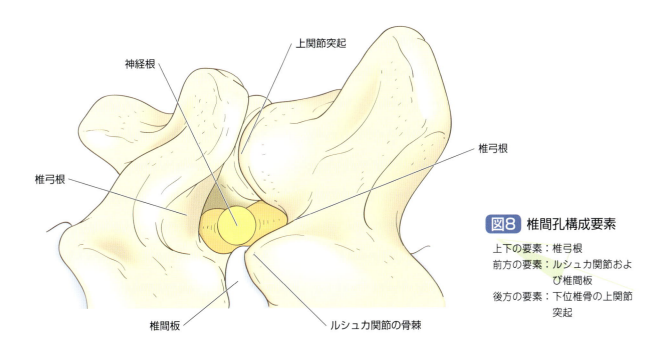

図8 椎間孔構成要素

上下の要素：椎弓根
前方の要素：ルシュカ関節および椎間板
後方の要素：下位椎骨の上関節突起

4 手術機器と骨切除の実際

　脊椎内視鏡システムについては円筒型レトラクターと内視鏡を用いるが，手術器械としてはMidas Rex Legendのような弯曲のついたダイヤモンドドリル，通常のマイクロ手術で使用するようなマイクロ機器，特に先端が鈍のマイクロフックやマイクロボールプローブ，マイクロ鋭匙を多用する 図9 。骨切除に際してはケリソン鉗子などの使用機会はあまりない。

　図10 （C5/6左CMEL）に示すように，3mmのダイヤモンドバーにて上位椎の下関節突起内縁の骨切除を行う。マイクロボールプローブで椎弓根の位置を触知しながら行う。

　下関節突起の切除後，露出した下位椎の上関節突起の先端および内縁の切除を行う 図11 。尾側の骨切除は頭側と同じく椎弓根が触知できるまで行う。

> **NEXUS view**
> 　骨切除範囲を確認するためマイクロプローブを神経根周囲に挿入する際は，静脈出血に注意しなければならない。可能な限りブラインド操作を避け，静脈性出血はこまめに止血するようにする。この際，バイポーラの出力を落とし，可能な限りイリゲーションを併用する。インテグランなどの止血材料を使用する場合も粗雑な操作で神経根を圧迫しないように行わなければならない。

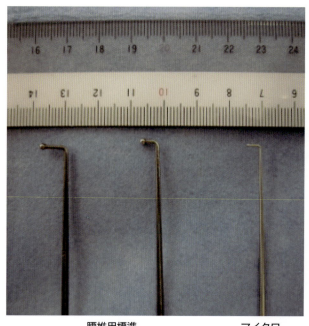
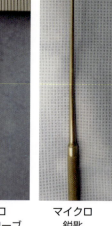

腰椎用標準ボールプローブ　　マイクロボールプローブ　　マイクロ鋭匙　　腰椎用標準鋭匙

図9 手術器械
腰椎用脊椎内視鏡セットの手術器械は頚椎手術には少しサイズが大きい。特に使用頻度の高い鋭匙やボールプローブなどはマイクロ手術で使用するものを準備する。

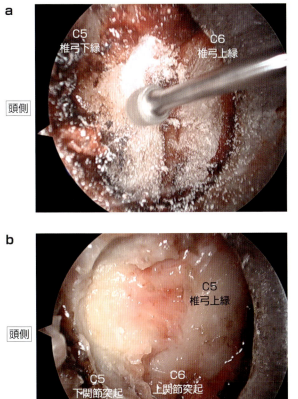
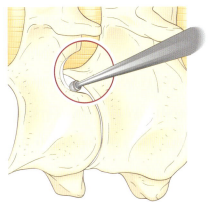

図10 下関節突起の切除

a：上関節突起の先端，内縁を露出するために下関節突起をダイヤモンドバーで切除する。
b：頭側の除圧は椎弓根を触知するまで行う。

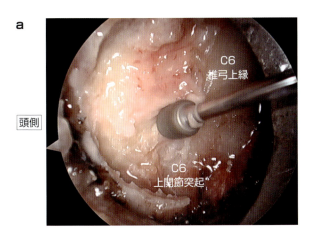
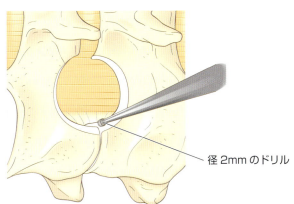
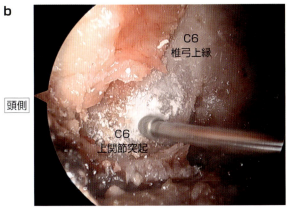

図11 上関節突起の切除

上位椎弓根の切除は特に慎重に，ドリル先は途中で径2mmなどの細いものに変更して行う。尾側除圧範囲の目安は椎弓根の触知である。頭側に比べすぐ触知に至る。

> **NEXUS view**
>
> 　上関節突起内縁および先端については径2mmバーなどより小さく繊細な先端に変更し，可能な限り愛護的に進める。つまり薄く腹側骨膜が残る程度に少しずつドリリングを行って最後に薄く残した組織をマイクロ鋭匙などで背側に向けて切除する 図12, 図13。「ドリルで薄くして鋭匙で割ってとる」というのが出血も少なく安全である 図14。

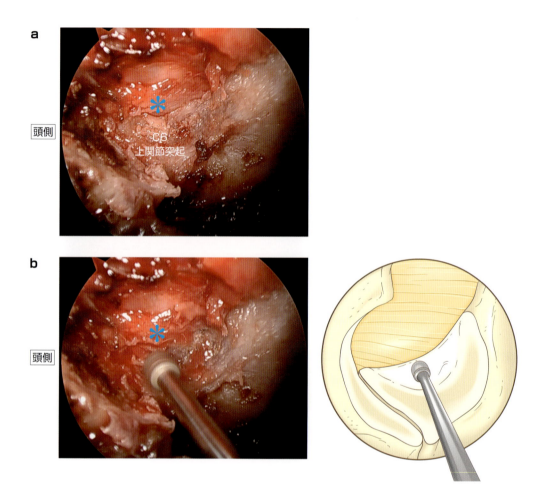

図12　椎間孔外側にかけての上関節突起の切除

細いダイヤモンドバーで背側から骨を薄く削り取り，腹側に骨膜を残すイメージで行う。最後はマイクロ鋭匙で割って取り出す感じに行えば出血もせず安全である。
＊印の直下には神経根が存在する。

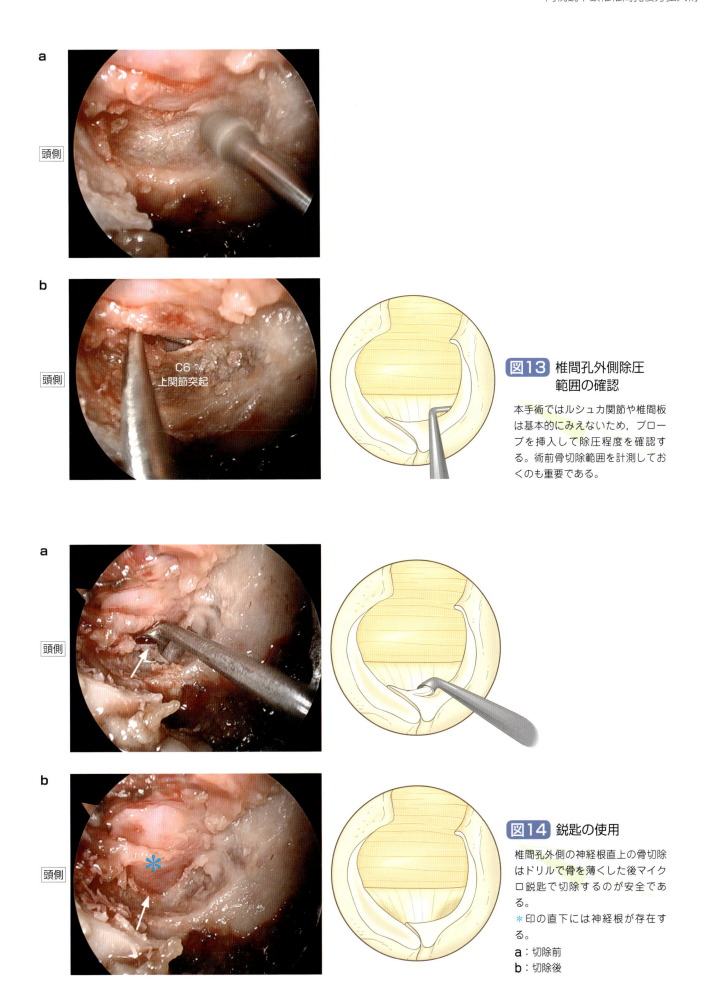

図13 椎間孔外側除圧範囲の確認

本手術ではルシュカ関節や椎間板は基本的にみえないため、プローブを挿入して除圧程度を確認する。術前骨切除範囲を計測しておくのも重要である。

図14 鋭匙の使用

椎間孔外側の神経根直上の骨切除はドリルで骨を薄くした後マイクロ鋭匙で切除するのが安全である。
＊印の直下には神経根が存在する。
a：切除前
b：切除後

> **NEXUS view**
>
> 外側の骨切除範囲は後方からみえないため，プローブを椎間孔に挿入して除圧の程度を確認するが，術前CTで椎弓・椎間関節の境界からどの程度外側に切除を行うか計測しておくと操作の参考となる．操作するドリル先が径3mm程度のものを使用することが多いため，ドリル先2個分外側へ，というような目安ができる．

椎間孔外側の骨切除は出血もしやすく難しい．超音波骨メス（SONOPET）図15は，回転モーメントがなく，イリゲーションを併用しながら骨切除を行うことができる[5]．先端側面を切除部位に軽く当てて引く感じで骨切除を行う．エアドリルよりも切除速度が遅いので，ある程度ドリルによる掘削が終わってから使用すると効果的である．イリゲーションしながら使用するが，水量を下げた場合は長時間連続使用の際の温度上昇などに気をつける必要がある 図16．

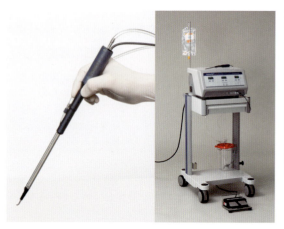
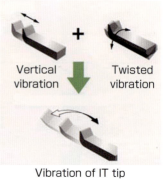
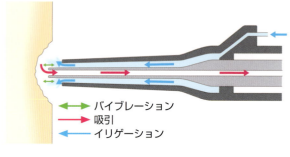
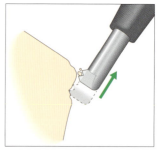

図15 超音波骨メス（SONOPET）

回転モーメントが無く，イリゲーションを併用しながら骨切除が行える．先端側面を切除部位に軽く当てて引く感じで使用する．

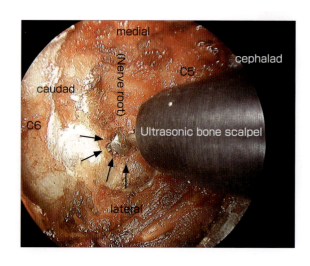

図16 本手術におけるSONPET使用例（本文とは別症例）

椎間孔外側にかけ上関節突起の切除を行っている．

5 軟部組織の処理

"頭尾側椎弓根，外側ルシュカ関節"まで十分な骨切除ができれば軟部組織の下から除圧された神経根の拍動が観察されるため，これをもって除圧終了としてよい[4, 6]。

神経根周囲の軟部組織はいわゆるperineural membraneという易出血性の静脈叢で覆われている。ヘルニア摘出や神経根露出を行う必要のあるときには，黄色靱帯を硬膜管外縁レベルで鋭的に切開もしくは切除し，末梢端を背側に持ち上げながら末梢側にめくるようにして，その都度出てきた静脈を止血しながら展開を行う 図17，図18。

> **NEXUS view**
> 神経根の露出の前には十分な骨切除を行うことが必要である。圧迫が遺残しているとより易出血性であり，骨切除を後から追加する操作は比較的難しい。

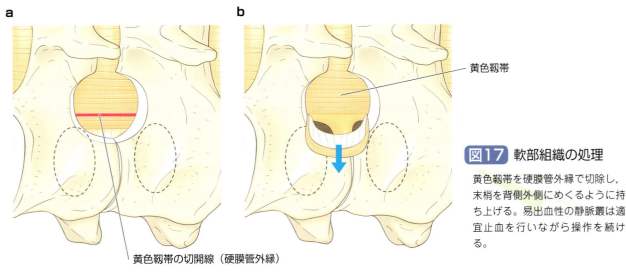

図17 軟部組織の処理

黄色靱帯を硬膜管外縁で切除し，末梢を背側外側にめくるように持ち上げる。易出血性の静脈叢は適宜止血を行いながら操作を続ける。

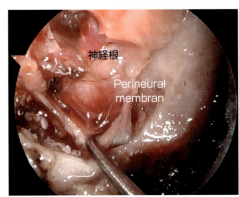

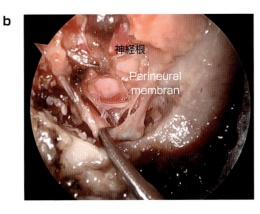

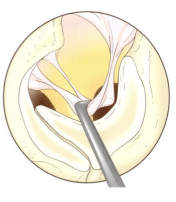

図18 軟部組織処理の術中写真

神経根周囲のperineural membraneは線維性瘢痕と静脈叢が著明である。
a：止血前
b：止血後

6 除圧確認と閉創

　頭尾側椎弓根，外側ルシュカ関節までの除圧を確認し 図19，十分な止血の後，ドレーンを留置して閉創する。

　術後，基本的にカラーなどは必要なく，安静度も麻酔から覚醒した後は疼痛制内で安静度フリーということになる。術中の神経根への刺激が強いとしびれや疼痛が遺残することがある。頸部を後屈して術前のような放散痛が消失していれば除圧は成功していると考えてよい。

> **NEXUS view**
> 　本術式は神経根周囲から出血してからの対処は勿論，まずは出血させないことが最も重要である。マイクロ器械を用いた神経根への愛護的操作，丁寧な止血・除圧操作を手術を通して心がける。

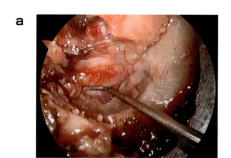
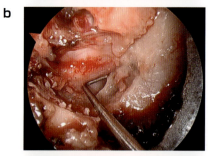
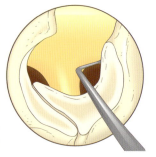
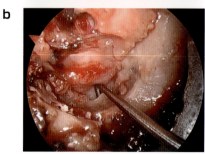

図19 除圧確認
a：頭側椎弓根の除圧を確認する。
b：尾側椎弓根の除圧を確認する。
c：外側ルシュカ関節の除圧を確認する。

文献
1) 中川幸洋, 吉田宗人. 内視鏡下頚椎椎間孔拡大術. OS NOW Instruction 22　頚椎の手術 ベーシックからアドバンストまで必須テクニック. メジカルビュー社, 東京, 2012, 118-27.
2) Adamson TE. Microendoscopic posterior cervical laminoforaminotomy for unilateral radiculopathy: results of a new technique in 100 cases. Neurosurg (Spine 1) 2001; 95: 51-7.
3) Fessler RG, Khoo LT. Minimally invasive cervical microendoscopic foraminotomy: an initial clinical experience. Neurosurg 51(suppl2) 2002：37-45.
4) 中川幸洋, 吉田宗人. 頚部神経根症に対する内視鏡下後方椎間孔拡大術. 整形外科最小侵襲ジャーナル 2007；45：2-7.
5) 中川幸洋, 吉田宗人, ほか. 後方脊椎内視鏡手術における超音波骨メスの使用経験. 脊椎脊髄手術手技 2009；11：40-3.
6) 中川幸洋, 吉田宗人, ほか. 頚椎症性神経根症に対する内視鏡下椎間孔拡大術　―短期成績の向上と低侵襲化のための工夫― 中部整災誌 2009；52：493-4.

腰椎：ヘルニア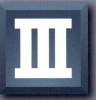

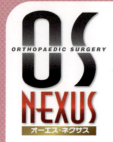

III. 腰椎：ヘルニア

顕微鏡下脊柱管内ヘルニア摘出術　LOVE法

稲沢市民病院脳神経外科　原　政人

Introduction

術前情報

●画像所見

　腰椎X線像（正面・側面・前屈位・後屈位），腰椎MRI，腰椎CTは必須である。X線像では不安定性がないことを確認し，MRIではヘルニアの局在を把握しておく必要がある。ヘルニアの部位によって多少開窓部位が異なってくる。CTでの確認も非常に重要で，石灰化した器質化ヘルニアであったり，隅角解離(apophyseal ring fracture)であったりが診断できる。これらの摘出術は困難であることが多い。

●体位

　尺骨神経や外側大腿皮神経などの神経障害や，体幹の褥瘡，静脈血栓症に気をつける。

　全身麻酔下で行うほうが，患者の負担は少ない。knee-chest position，4点架台や腹臥位枕（2本の枕を平行に並べたもの），U字マットなどによる腹臥位で手術は行われる。腹圧がかかっていないこと，体幹が胸部と大腿で支えられていることを十分に確認する。また，褥瘡予防のため，体がずれないように注意する。

　手術台はわずかに屈曲し，腰椎を少し前屈位とする 図1a 。両上肢は肩関節を約90°屈曲した万歳の姿勢とし，肘関節も90°の屈曲位として尺骨神経溝が直接手台に当たらないようにすることが重要である 図1b 。また，両下肢は静脈還流を促すため，わずかに挙上し，かつ弾力ストッキングの装用かフットポンプにて静脈血栓を予防する。

　腰部の屈曲は，曲げるほど椎弓間が開くため視野は得られやすいが，硬膜の緊張および神経根の伸展が増強する。したがって，硬膜牽引が必要とされるヘルニア摘出術では神経損傷をきたす可能性があり，不利である。

手術進行

1. 手術部位のマーキング
2. 術野の展開
3. 椎弓の削開
4. 硬膜嚢の露出
5. ヘルニアの摘出
6. 創縫合
7. 術後管理
8. 合併症とその予防

❶術前画像にてヘルニアの位置，性状を把握し，画像所見に合わせた確実な術野を展開する。

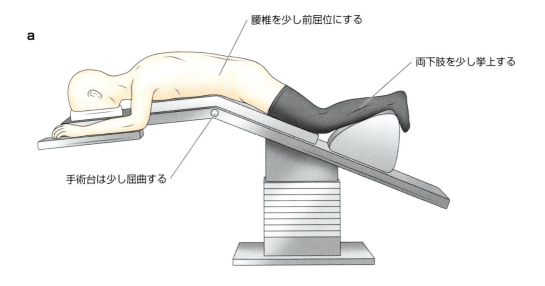
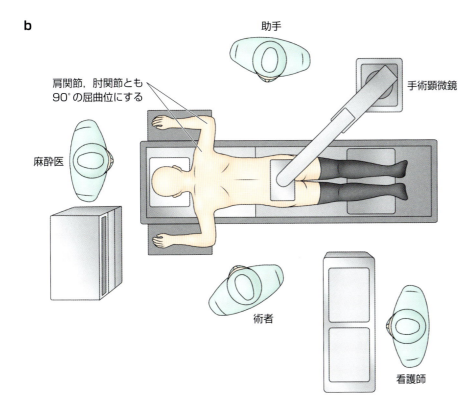

図1 術中体位と配置（左側手術の場合）

a：手術台はわずかに屈曲し，腰椎を少し前屈位とする．両下肢は静脈還流を促すため，わずかに挙上する．
b：両上肢は肩関節を約90°屈曲した万歳の姿勢とし，肘関節も90°の屈曲位として尺骨神経溝が直接手台に当たらないようにする．

手術手技

1 手術部位のマーキング

手術部位の同定のため，必ず行う手技である。
手術部位を中心に，消毒範囲は広範に行うようにする。まずアルコール綿にて消毒し，次いでイソジンにて消毒し，完全に乾燥させる。側面透視にて手術部位を確認し，罹患椎間の上位の棘突起にニードル針を刺入して皮内に埋没させておく。この際に起こしうる合併症は，手術部位の誤認である。これを防止する工夫について合併症の項で述べる。著者らは，イソジンドレープを最初に皮膚に接着してからドレーピングを行っている。

2 術野の展開

> **NEXUS view**
> 片側アプローチで，十分椎間板ヘルニアが露出できる範囲で行うようにする。
> 神経根，硬膜の牽引を最小限にすべく，外側は可能な限り展開するが，関節の不安定性をきたさないようにしなければならない。

皮膚切開（皮切）は棘間を中心に，上3，下1の割合を基本とし，正中よりわずかに手術側（棘突起外縁辺り）で縦に2.5cm～3cmとしている 図2 。腰背筋膜の切開は棘突起外縁にて行うが，皮切よりも大きく4～5cmほどとする。この際，傍脊柱筋に切り込んで，無用の出血をきたさないよう，筋膜のみを切開する。

傍脊柱筋を露出したら，筋肉を外側に牽引し，棘突起を露出する。ここから骨膜下に棘突起，椎弓を露出していく。ニードル針が刺さっている棘突起から正確に椎弓側に追い，部位が間違っていないことを十分に確認する 図3 。その後，刺入したニードル針のすぐ横の術野反対側の筋膜に糸をかけて目印としておく。

罹患椎間上位椎弓から剥離を進め，次いで下位椎弓を露出する。上位椎弓はその多くを露出し，下位椎弓は上部1/3が露出されるようにする。コブエレベーターで剥離してもよいし，電気メスで剥離してもよい。

> **NEXUS view**
> 電気メスを使って剥離していく場合は，必ず骨（椎弓）に当ててから剥離操作を行い，椎弓下縁にきたらそこで展開をいったん止め，下位椎弓に移る。骨があることを確認して剥離を進め，上関節への移行部を露出しておく。
> 椎間では骨の高さより深部には絶対行かないようにする。外側は関節包に切り込まないように注意する。

神経根の腋窩部にまで下垂している椎間板ヘルニアでは，さらに下方まで展開を広げる必要がある。キャスパーレトラクターを使い，術野を十分に展開する。関節近傍は結合組織が多いが，これを除去して，椎弓が上関節突起に移行する部位を確認しておくと外側削開の目印になる。

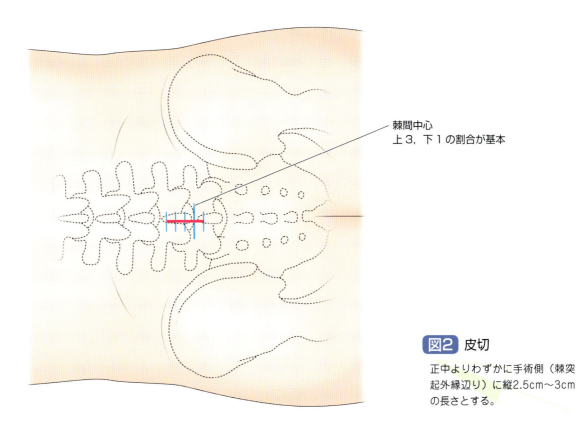

図2 皮切

正中よりわずかに手術側(棘突起外縁辺り)に縦2.5cm〜3cmの長さとする。

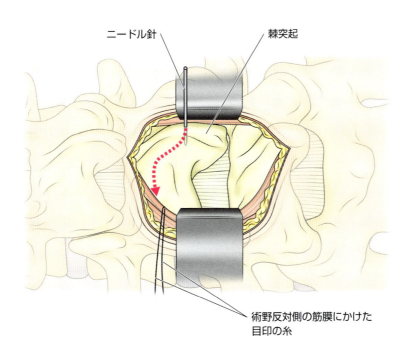

図3 手術部位の同定

ニードル針が刺さっている棘突起から正確に椎弓側に追い,部位が間違っていないことを確認する。

3 椎弓の削開

> **NEXUS view**
>
> 術前のCTにて，どこまで外側が削開可能であるかを検討しておく必要がある。術前計画と，展開した術野での上関節突起移行部をみて，二重の確認をする。
> 椎弓切除は，上方は中央部分での黄色靱帯付着部（椎弓の下部約1/3までの切除）を目標とし，下方は黄色靱帯付着部までで，椎間孔が拡大できるようにする。外側は外側陥凹が開放されるまでとする。
> ヘルニアの局在により，屈削範囲を拡大する。神経根の腋窩部にまで下垂している椎間板ヘルニアでは，下位椎弓の上位半分を切除することもある。

切除範囲をドリリング前に決定してから削掘に入る 図4a 。下方から弧状に骨切除を進めていき，予定切除範囲を荒削りしていく。骨髄からの出血を骨蝋にてコントロールして顕微鏡操作に移る。下方から骨切除を進め，黄色靱帯が透見できるレベルになったら上方に骨切除を進める。

内側は，棘突起基部まで削開したほうが硬膜，神経根の牽引は容易となる。骨髄が露出されると出血をきたすが，吸引・洗浄しながら視野を確保する。出血のコントロールがつかなければ，適宜骨蝋を塗り込んで止血し，クリアな視野の確保に努めるべきである。削掘を進めていくと，脊柱管側の骨皮質に到達し，出血がなくなる。椎弓の傾斜があるため，上方に行くほど深く骨削除をしていく形になる。

外側の削開は，黄色靱帯が存在しているので比較的安全で，上下にドリルを動かして黄色靱帯が透見できるまで骨削除を進める。内側へは骨を削ぐようにして骨削除を進める。上内側では黄色靱帯がなくなっている可能性を念頭に置いて骨削除を進める。

次いで，下位椎弓の骨削除を行う。黄色靱帯付着部までを削るが，無理に薄くしようとしないことが重要である。年齢の若い症例では，ケリソン鉗子のみで削ることが可能である。椎間孔拡大（foraminotomy）もケリソン鉗子のみで行うことができるが，高齢者など変性の進んだ症例では，ある程度ドリルで削らないと椎間孔を開放できない。上方では，黄色靱帯を剥離して硬膜と黄色靱帯の間にコットンを挿入し，内側椎弓を削除する。外側は粘膜剥離子や，鋭匙で黄色靱帯を硬膜側に落とし込み，ケリソン鉗子にてさらにmedial facetectomyを確実に行う。

> **NEXUS view**
>
> 外側は基本的に，外側陥凹が開放されるまで行うことにより，神経根の牽引を軽減できる 図4b 。しかし，上位腰椎病変などでは，関節面が矢状方向になっていることが多く，下関節を削りすぎてしまう危険性が大きくなる 図4c , 図4d 。術野が確保できないほどであれば，最初から異なる手術法（中央開窓術，固定術など）を選択するべきであろう。

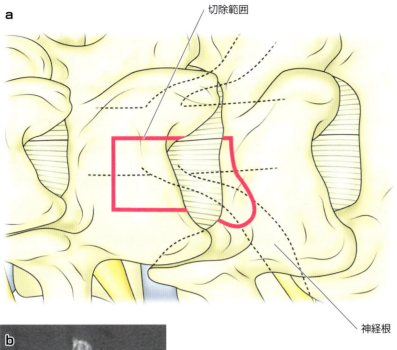
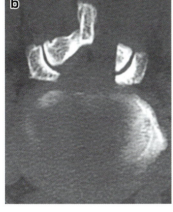
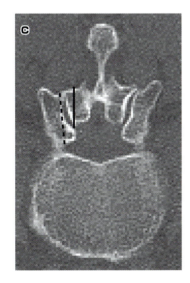
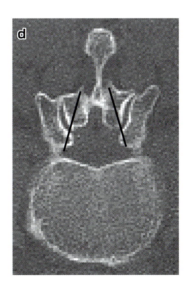

図4 椎弓切除範囲

a：上・下位椎弓の切除範囲。下位椎弓は椎間孔拡大を行い，神経根を椎間孔入口部まで減圧する。
b：CT水平断。外側陥凹部までまっすぐに椎弓切除している。
c：関節面が矢状方向の場合，medial facetectomyを厳密に行うと関節がなくなってしまう（破線）。やや甘めにしても関節の脆弱性が生じる（実線）。
d：関節面が矢状方向の場合は実線のように奥に行くほど広いトランペット型の拡大にて椎間板を摘出するなどの工夫をしたほうがよい。

4 硬膜嚢の露出

　黄色靱帯を硬膜から剥がして空間を作りながら切除を進める。硬膜を損傷しない手術手技を習得することが必要である。

　黄色靱帯は，中央部で尖刃刀にて切開する 図5a 。薄くなったら，剥離子などで縦に裂き，硬膜を露出する。切開した黄色靱帯の下にコットンを挿入し，硬膜と黄色靱帯の間に空間を作る 図5b 。外側への切開は，尖刃刀でもケリソン鉗子でも可能である。左手の吸引管でコットン越しに硬膜を牽引し，隙間を作って黄色靱帯を切除していく 図5c 。残存黄色靱帯は，神経根損傷を避けるために，上方から下方に向かって切除を進める。外側陥凹の開放はケリソン鉗子にて行う。確実に解放されると，同時に黄色靱帯もきれいに取り除かれ，椎弓根の内側面も観察可能となる 図5d 。

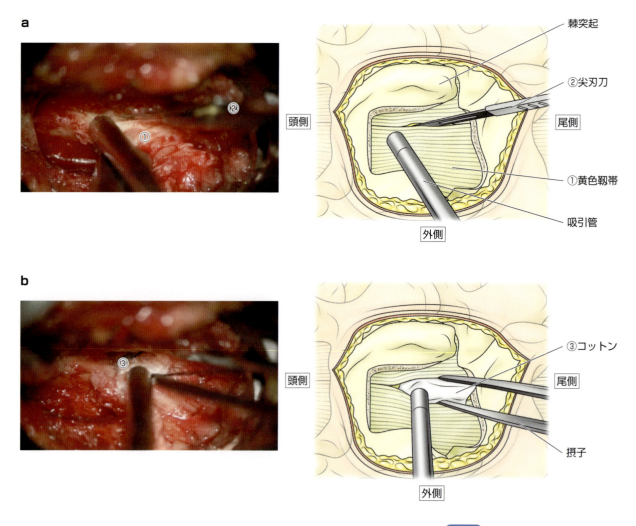

図5　黄色靱帯の切開と除去①
a：黄色靱帯を線維方向にメスにて切開する。
b：硬膜を露出したら，黄色靱帯と硬膜の間にコットンを挿入する。

顕微鏡下脊柱管内ヘルニア摘出術 LOVE法

NEXUS view

　黄色靱帯を残してヘルニア摘出をする際には外側部から内側に向けて切開し，内側に翻転後，ヘルニア摘出し，最後に元にもどす操作を行うが，術後の周囲組織の浮腫や，血腫による神経根圧迫をきたす可能性があり，現在ではあまり行われない。

　硬膜損傷を避けるコツは，黄色靱帯と硬膜の間に空間を作り，これを直視下に確認しながら操作を行うことである。硬膜と脱出ヘルニアが癒着をきたしていることもよくみられる。この場合は，ヘルニア塊の上縁よりさらに上方から硬膜縁を露出し，この部位から癒着を剥離していくと硬膜損傷を避けることができる。

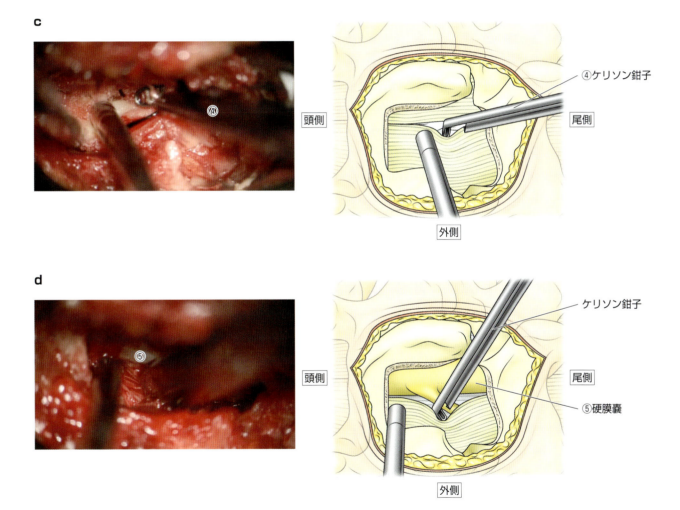

図5　黄色靱帯の切開と除去②

c：コットンを抑えながら，黄色靱帯下に間隙を作り，黄色靱帯を切除する。

d：残存した黄色靱帯を切除するとともに，外側陥凹を開放する。

5 ヘルニアの摘出

> **NEXUS view**
>
> 神経根の牽引が強くならない工夫が必要である．癒着がある場合は，癒着がない所を露出し，そこから剥離を進めていけば，剥離面をみつけることができ，安全である．
> 　椎間板ヘルニアの摘出は，基本的には神経根の肩口（外側）から行われるが，神経根の腋窩部にまで下垂している椎間板ヘルニアでは，神経根の腋下部から摘出することも考慮する．

典型的なヘルニアの摘出

典型的な腰椎椎間板ヘルニアの画像と術中写真を示す 図6 ，図7 。

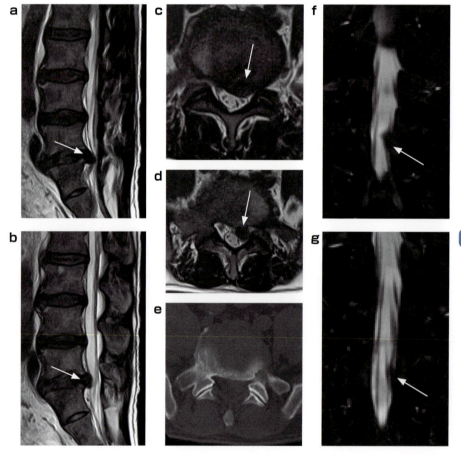

図6 腰椎椎間板ヘルニアの典型画像

a, b：腰椎MRI矢状断（T2W.I.）．矢印は椎間板ヘルニアを示す．

c, d：腰椎MRI水平断（T2W.I.）．矢印は椎間板ヘルニアを示す．

e：腰椎CT水平断．apophyseal ring fractureや石灰化はみられない．

f, g：MRミエログラフィー．S1神経根の陰影欠損がみられる．

顕微鏡下脊柱管内ヘルニア摘出術 LOVE法

　ヘルニア塊と周囲組織の癒着が少なければ，神経根は容易に内側に牽引される。硬膜嚢および神経根を内側に牽引し，硬膜外静脈を凝固切離しておくと，術中，術後の出血を最小限にすることができる 図7a 。癒着があり，硬膜の牽引がうまくできないときは，癒着のないヘルニア塊の上縁よりさらに上の硬膜から剝離していく。この際，吸引管で硬膜を内側に牽引しながら，硬膜の外側でマイクロ剪刀にて癒着組織を切離しながら剝離を進めていくと，後縦靱帯のヘルニア裂孔を露出させることが可能である 図7b , 図7c 。

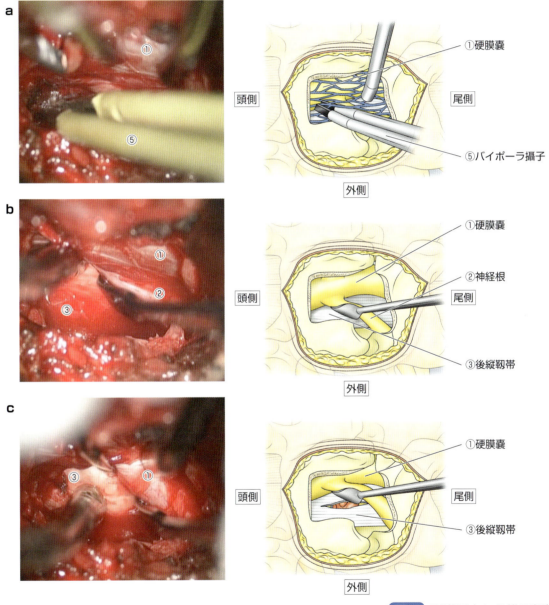

図7 硬膜露出から椎間板摘出まで①
a：硬膜外静脈を凝固切断する。
b：マイクロ剝離子にて硬膜の癒着剝離を行う。困難な場合は，マイクロ剪刀にて鋭的に剝離切開を行う。
c：後縦靱帯の裂孔が露出し，ヘルニア塊も少し顔を出している。

ある程度の剥離を終えれば，後縦靱帯に切開を加え，ヘルニア摘出にかかる図7d。最初は大きな鉗子を使わず，硬膜管を緩く牽引しながら小さな鉗子でヘルニア塊をつかみ，揺すりながら摘出していく図7e。ある程度出てきたところで，ヘルニア塊を裂孔部分で持ち替え，再度ゆすりながら摘出するとよい図7f，図7g。器質化したヘルニアでは，一塊として摘出することは困難であり，この際は椎間板腔内の椎間板を摘出し，この空間に落とし込むような操作を加えて摘出していく。後縦靱帯の下に剥離子を挿入して下に落とし込む操作を繰り返し，摘出していく。

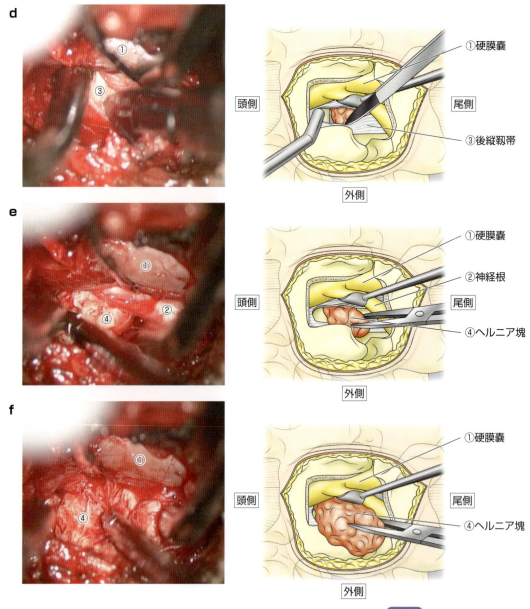

図7 硬膜露出から椎間板摘出まで②
d：後縦靱帯を切開する。
e：ヘルニア塊を揺すりながら引っ張り出す。
f： ヘルニア塊を持ち替えて揺すりながら摘出する。

顕微鏡下脊柱管内ヘルニア摘出術 LOVE法

　ヘルニア摘出を終えたら，椎間板腔を生理食塩水（生食水）で圧を加えながら，十分に洗浄する 図7h 。このとき，小さなヘルニア塊が流出してくることを時に経験する。最後に，再度神経根の前方に取り残したヘルニア塊がないかどうかの確認を，硬膜を内側に牽引し，ペンフィールドなどで探って確認する 図7i 。

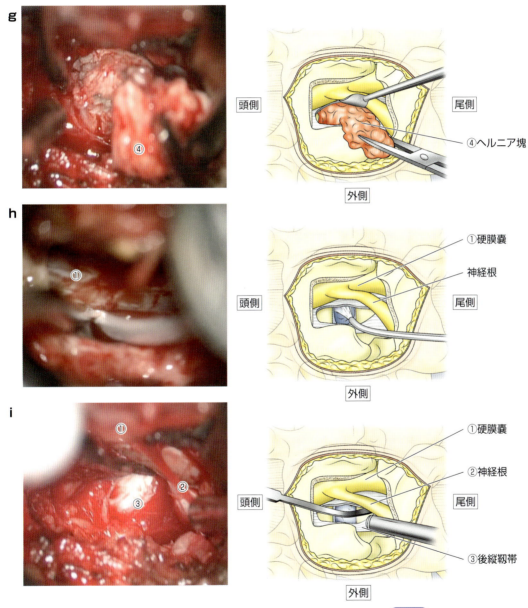

図7 硬膜露出から椎間板摘出まで③
g：一塊としてヘルニアが摘出される。
h：椎間板腔内に生食水を，圧をかけながら注入する。
i：最後に神経根の前方にヘルニアの残存がないかを確認する。

神経根の腋窩部に下垂しているヘルニアの摘出

図7は，罹患神経根の外側からの手術操作である．しかし，神経根の腋窩部にまで下垂している椎間板ヘルニアでは，図7の操作で，神経根を過度に牽引してしまう危険性がある．神経根の腋窩部の硬膜外腔は硬膜外静脈叢が多く出血しやすいが，顕微鏡下の操作であれば，出血に難渋することはない．神経根内側部と硬膜外縁を露出し図8a，ここからヘルニア塊を摘出する図8b．罹患神経根の可動性が得られるまで，癒着を剥離していくが，神経根を過度に引っ張らないように注意が必要である．S1神経根では神経節が脊柱管にみえることが多く，直接これを牽引すると術後に痛みや強いしびれを訴えることがあるので注意が必要である．

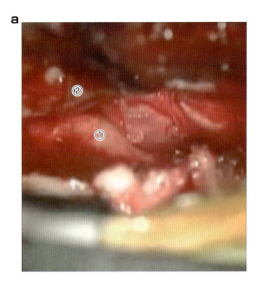
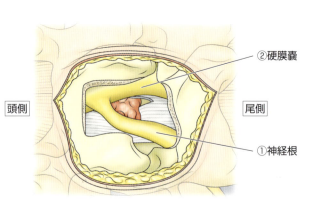
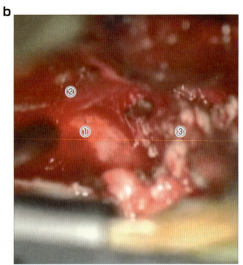
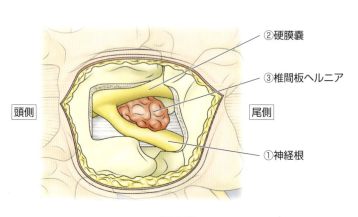

図8 神経根腋窩部にまで下垂した椎間板ヘルニア

a：神経根の尾側硬膜を内側に牽引し，椎間板ヘルニアを露出する．
b：後縦靱帯を穿破した椎間板ヘルニアをほぼ完全に摘出している．このような場合，神経根との癒着も強く，神経根の外側からのヘルニア摘出は極めて困難であるうえに危険である．

6 創縫合

　術野に止血綿（サージセルなど）を敷き，出血をコントロールする．出血がある場合は，ドレナージチューブを挿入する．筋膜，皮下組織を縫合し，皮膚を閉じて手術を終了する．

7 術後管理

　術後は，軟性コルセットを使用する．これは，自律的制御目的で腰椎の過度の屈曲，回旋を防ぐものである．中長期的には，体幹筋トレーニングを持続するように助言する．

8 合併症とその予防

①手術部位の誤認

　手術部位の誤認は，やってしまったらどうにもすることができない．

　これを防ぐためには，第1に術前の画像所見の把握をきっちり行うことである．時にlumbarizationやsacralizationの症例に遭遇するが，前もってX線，CT，MRIにて正確に部位を確認しておく必要がある．

　第2に，マーキングの際に複数の目で部位の確認をすることである．C-アームで正確に目的とする腰椎の棘突起にニードル針を立てる．

　第3に，術中の確認である．ニードル針の刺さっている棘突起から直視下に辿って同レベルの椎弓であることを確認する．

②関節の削りすぎ

　術前に削る範囲を決めておく．術中には上関節内側縁を下位椎弓レベルで確認する．両者が一致していれば，その範囲まで外側の掘削を進める．この際，関節に切り込むことはない．外側陥凹を開放すべく，medial facetectomyを行い，外側のスペースを十分確保する．

　関節を削りすぎて骨折をきたした場合は，固定術の追加が必要となることが多い．上位腰椎椎間板ヘルニアでは，関節面が矢状方向であることが多く，関節に切り込みすぎれば，容易に関節の脆弱性を惹起する．このような場合，著者らは中央開窓で奥に行くほど脊柱管を広くするtrumpet laminectomyでヘルニア摘出を行っている 図9 ．

③硬膜外静脈叢からの出血

　腹圧の上昇による静脈圧の上昇にて，静脈の拡張をきたしていることもあり，時に出血に難渋する．腹圧がかからない体位をとること，硬膜外スペースを十分確保することが重要である．スペースがあれば，最初に硬膜外静脈の凝固焼灼および切離が可能であり，出血をきたさないですむ．顕微鏡を使っているからこそ可能な手技である．しかし，硬膜外静脈からの出血のコントロールが不可能であれば，アビテン®とサージセル®を使って圧迫しておく．これにより止血が得られることが多い．

④硬膜損傷

　黄色靱帯の切除の際は，丁寧に剥がす操作を心がける。ヘルニア塊が大きい場合，硬膜が撓んでいることがある。不用意にケリソン鉗子を入れてしまうと撓んだ硬膜を挟んでしまい，切除してしまう可能性がある。切開した黄色靱帯の下にコットンを挿入して空間を作り，硬膜損傷を避ける工夫をする。

　また，硬膜と脱出ヘルニアが癒着している場合，直接癒着部位を剥がしにいくと，硬膜を損傷する危険性が高い。この場合は，癒着がなくなっている場所から剥離を進めていくことが望ましい。場合によっては椎弓切除を追加して癒着のない所を露出することも必要である。

⑤神経損傷

　上位椎弓のドリリングでは，黄色靱帯がその下にあり比較的安全であるが，下位椎弓では，椎弓下には黄色靱帯がないため慎重にする必要がある。椎弓をある程度薄くしたら硬膜と椎弓の間にコットンを挿入し，ケリソン鉗子で削除を進めたほうが安全である。

　ドリルにて馬尾を巻き込んだ場合は神経根の引き抜き損傷となり，重大な神経症状が出現する。上位椎弓でも楽観は禁物で，L5椎弓などは低形成の例もみられる。上方に削りすぎると，黄色靱帯がないところで硬膜損傷をきたす可能性があるので注意が必要である。

⑥創部感染

　創部感染はある一定の頻度で生じ得るものではあるが，インストゥルメンテーション手術ほど頻度は多くはない。術中抗生薬投与と，生食水での十分な洗浄を行い，術後も清潔を保つことが必要である。

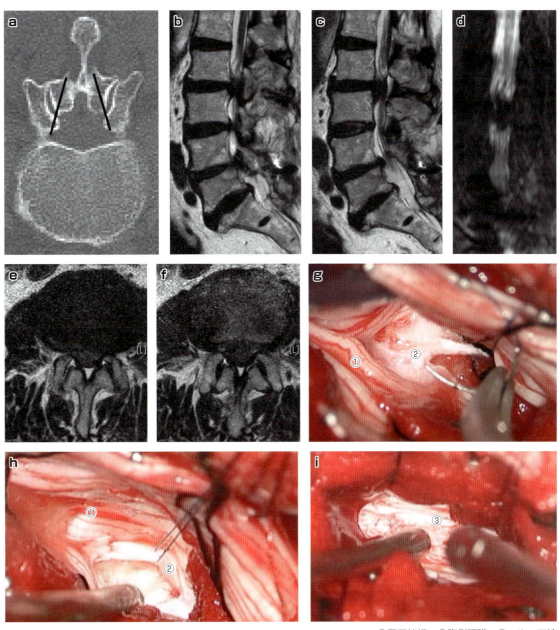

①馬尾神経　②腹側硬膜　③ヘルニア塊

図9 上位腰椎（L2/3）ヘルニアにおける手術例

a：トランペット型椎弓切除を計画する。
b, c：MRI矢状断T2W.I.では，L2/3での脊柱管狭窄と，その上位でのredundant nerve rootsがみられる。
d：MRミエログラフィーでは，髄液腔の陰影欠損がみられる。
e, f：MRI水平断T2W.I.では，L2/3での脱出ヘルニアによる高度の脊柱管狭窄がみられる。
g, h：馬尾神経を分け，腹側硬膜を切開し，針糸にて吊り上げて馬尾を保護する。この際コットンによる保護も同時に行う。
i：経硬膜的に椎間板ヘルニアを摘出する。

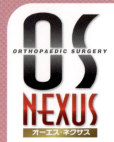

III. 腰椎：ヘルニア

顕微鏡下外側型腰椎椎間板ヘルニアに対する手術 Wiltseのアプローチ

国際医療福祉大学三田病院脳神経外科，脊椎脊髄センター　朝本　俊司

Introduction

　MRIの進歩に伴い，外側型椎間板ヘルニアの病態が指摘されはじめた。そして本疾患に対する外科的手術アプローチも多くの脊椎脊髄外科医によって報告されてきている。ここでは顕微鏡下でのWiltseのアプローチに焦点をあて，著者の今までの経験も含めて述べる。

　顕微鏡は内視鏡手術と異なり，術者と助手が同じ術野を共有できるという最大のメリットがある。非常にeducationalでもあり，すべての脊椎脊髄手術に応用できることから，是非とも習得すべき技術であることを力説しておく。

知っておきたい基本情報

●Wiltseのアプローチ

　Wiltseによって報告されたこのアプローチは，今となってはあまりにも有名なアプローチである[1, 2)]。腰椎back muscleの解剖に逆らうことなく忠実に目的箇所までアプローチできる。

　著者は脳の手術も含め，すべての手術においてmonopolarを一切使用しない。メスとハサミを中心に解剖に対して忠実にdissectionしていき，止血もbipolarを用いて必要最小限にとどめる。解剖に対して忠実であれば，安全，かつ迅速に目的部位までアプローチできる。そういった意味でも，本アプローチは多裂筋と最長筋という2つの大きな筋の塊の間を分けてアプローチするため，比較的わかりやすいといえる。

　ここであえて本アプローチの目的部位を強調する。Wiltseアプローチの目的部位は"椎弓峡部外側縁（以下，峡部外側縁）"である 。

●腰部の解剖

　棘突起に向かって2枚の筋膜（fascia）が収束し，棘上靱帯（一部，棘間靱帯）と直結する 図2。棘上靱帯は，誰が靱帯と名付けたかは定かでないが，解剖学的にも組織学的にも"靱帯"ではなく"腱"である。この2枚の筋膜を一横指ないし二横指ほど正中より外側で切開すると，多裂筋と最長筋の境界が見えてくる。この境界の位置関係は個人差が大きいが，術前のMRIである程度の目測がつく 図3。約3cm外側という記載も成書によっては散見されるが決して正確ではない。頚椎もそうであるが，多裂筋は，特にアスリートで発達している。著者もプロレスラーをはじめ多くのアスリートを手術しているが，多裂筋のボリュームには驚かされる（多裂筋のボリュームが大きい場合は，それを内側にレトラクトするのが困難な場合もある。その際には多裂筋そのものに進入し，"経多裂筋"でアプローチしても構わない。多裂筋を長軸方向にdissectする行為は，決して侵襲が強いわけではない）。多裂筋と最長筋の間をdissectionしていくと，その深部には横突起が観察できる（L5-S1レベルでは尾側に仙骨翼が確認できる）。内側には各多裂筋が乳頭突起に付着した美しい配列が認められる。

顕微鏡下外側型腰椎椎間板ヘルニアに対する手術 Wiltseのアプローチ

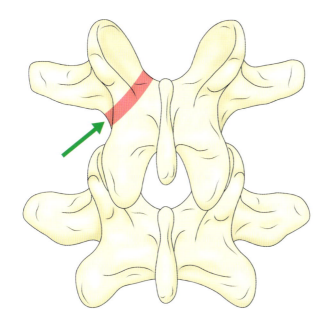

図1 Wiltseアプローチの目的部位

赤色部が椎弓峡部（いわゆるpars interarticularis）を示し，緑矢印が外側縁である。すなわちWiltseアプローチでの目指すところである。

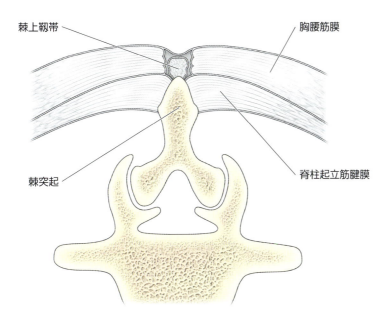

図2 棘突起に向かい収束する2枚の筋膜

棘上靱帯ならびに一部，棘間靱帯に向かって2枚の筋膜（背側が胸腰筋膜，腹側が脊柱起立筋腱膜）が収束する。この2枚の筋膜を切開してアプローチしていく。

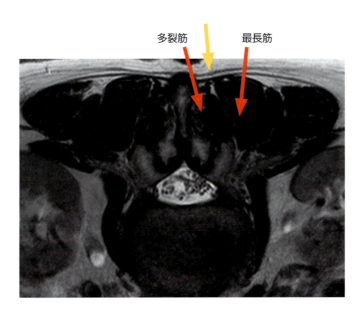

図3 多裂筋と最長筋の境界を示すMRI

傍棘突起に多裂筋と最長筋の塊がみてとれる（赤矢印）。黄矢印はそれらの筋塊の境界を示す。

85

NEXUS view

　多裂筋の正常解剖を理解した脊椎脊髄外科医はほとんどいない。詳細は割愛するが，多裂筋群は複数層となっており，棘突起を起始とし，乳頭突起を停止としている 図4 。これらの多裂筋群は規則正しい一定の配列をなす。しかも正中からアプローチし，椎弓切除（ないし部分切除），もしくは椎弓根スクリューを挿入する際，この多裂筋を温存することは，ほぼ100％不可能である。これは棘突起を縦割しても同じである（棘突起を縦割して多裂筋の温存を唱える諸家らの報告は，あくまでも棘突起に直接関与する多裂筋の温存を謳っているのではなく，その棘突起とは解剖学的にほとんど関連のない傍棘突起多裂筋に関して，である。しかし，この傍棘突起多裂筋は，棘突起を丸ごと削除しても解剖学的には温存できる。ほとんどの脊椎脊髄外科医は，この多裂筋の正常解剖・位置関係を勘違いしている。）。しかしながら本アプローチをもってすれば，ほぼ100％多裂筋を温存しながら目的部位まで到達できる。そういった意味でも，本アプローチは真の筋肉温存型低侵襲といえる 図5 。

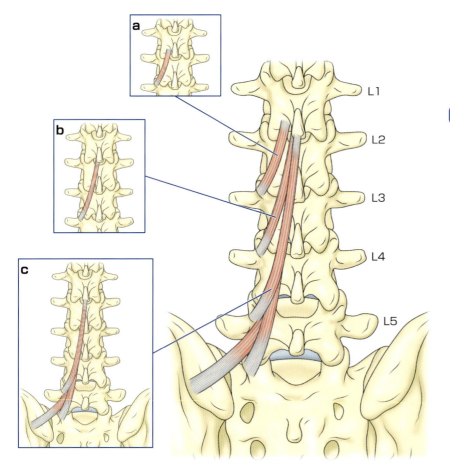

NEXUS view

多裂筋はL1からL3までは3層構造で，L4以下は2層構造をなす。

図4 L1に関する多裂筋のシェーマティック・イメージ

a："1個飛ばしの規則"。最も深いところに位置する多裂筋は"lamina fiber"といい，椎弓下縁を起始として，一つの椎弓をスキップして，その尾側の乳頭突起に停止する。lamina fiberは小さく短い多裂筋である。

b："2個飛ばしの規則"。lamina fiberの少し背側に存在する多裂筋が，棘突起の基部を起始とする"fascicle from the base of the spinous process"であり，これは2つの椎弓をスキップして，その尾側の乳頭突起に停止する。

c："3個飛ばしの規則"。さらにその背側に存在する多裂筋が，棘突起の先端部を起始とする"fascicle from the common tendon of the spinous process"であり，これは3つの椎弓をスキップして，その尾側の乳頭突起に停止する。

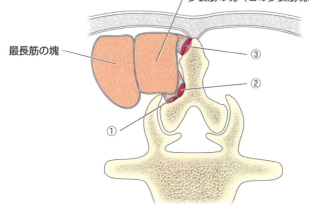

図5 L1/L2椎間関節の多裂筋

① "lamina fiber"の起始部を示す。
② "fascicle from the base of the spinous process"の起始部を示す。
③ "fascicle from the common tendon of the spinous process"を示す。
①，②，③はL1に関して実質，解剖学的結合をもつ多裂筋である。ただし，L4以下に③の多裂筋は存在しない。

術前情報

●適応

脊柱管内に神経根を圧迫する所見がなく，かつ，その神経根を外側にて圧迫する所見があり，臨床症状も一致することである。術前には必ず神経根造影ならびに神経根ブロック注射を行う。外側型ヘルニアは，術前の臨床診断と画像診断が最も重要となる疾患であることはいうまでもない。術前の3D-CTは術中のシミュレーションを行ううえでも有用である。できれば術前の3D-CTの撮像は推奨したい。

●麻酔

全身麻酔下にて行う。

●体位

本疾患に特有な体位はない。腰椎椎間板ヘルニアや腰部脊柱管狭窄症など，通常の腹臥位で問題はない。

●画像

全身麻酔後，体位をとったらすぐに棘突起にマーキングを行い，単純X線像の撮像を行う。透視下での高位確認も可能であるが，実際に棘突起へ18ゲージなどの針類でマーキングをしたほうがより確実である。

本アプローチは峡部外側縁をターゲットにしたものであり，同部位の頭尾側には当然横突起が存在するわけである（L5-S1の場合には尾側は仙骨翼）。

手術進行

1. 皮膚切開
2. 術野の展開
3. 顕微鏡の導入
4. 骨削除
5. 椎間板ヘルニア塊の摘出

❶術前には必ず神経根造影と神経根ブロック注射を行う。Originとなっている神経根の同定を行う。
❷腰部の解剖を理解する（筋肉・腱・靱帯の解剖）。
❸術中には必ず高位確認のための単純X線像の撮像を行う。
❹上位腰椎では峡部外側縁は内側に位置している。そのため骨削除を行わなくてもヘルニアの摘出は可能な場合がある。腰椎の構造を今一度確認することを推奨する。これは何も腰椎に限ったことではない。頚椎・胸椎も上位・中位・下位により，構造が微妙に異なることは頭に叩き込んでおかなければならない。

手術手技

1 皮膚切開

　著者は皮膚切開（皮切）の長さにはこだわらない．ただし，通常の一椎間であれば3〜4cmの皮切にて手術は十分に行える．皮切は正中もしくは傍正中のどちらでもかまわない．ちなみに著者は常に正中で行う．

2 術野の展開

　皮切後，用手的に皮下を剥離し，展開側の筋膜を露出する．この際，ガーゼを用いて愛護的に皮下を剥離すると，比較的きれいに筋膜が露出できる．
　筋膜が直視下に確認できた時点で皮膚に開創器をかける．続いて筋膜を指先で触ってみる．

> **NEXUS view**
> 　筋膜を触ったとき，症例によっては多裂筋と最長筋の境目がくぼみとして感じ取れる場合がある．術前のMRIとイメージ通りのくぼみであれば，同部位を長軸方向に切開し，筋膜を開放すればよい．筋膜の長軸への切開は皮切と同じ長さで十分である．切開した筋膜には糸をかけておくのも手である．術野を展開しやすいメリットや閉創しやすいメリットがある．

　筋膜を切開すると多裂筋と最長筋の境界が明瞭に露出する．その境界を，第二指を用いてfinger dissectionを奨める成書もあるが，著者は筋鉤を用いてゆっくりと深部へ進めていく．内側の筋鉤の先端で椎間関節の，そして外側の筋鉤の先端で横突起の骨成分を感じ取るようにしている．ここで，椎間関節をover warpして乳頭突起に付着している多裂筋の一部を，わずかながら犠牲にして椎間関節（包）をむき出しにしなければ峡部への的確なアプローチは難しい．この際の注意点としては，できる限り愛護的にこの操作を行うことである．決して椎間関節包を損傷することなく，多裂筋をめくり上げる．このポイントでのmonopolarの使用は，著者は推奨しない．

> **NEXUS view**
> 　目的の峡部外側縁までアプローチできたら著者は必ずこの時点で単純X線像の撮像を行い，高位を確認する．特に本アプローチのように正中を見にいかない，かつ一椎間の場合，高位診断を誤るケースは比較的少なくない．著者を含め，ある程度の経験を積んだ脊椎脊髄外科医であれば，多かれ少なかれ高位診断の誤りを経験しているはずである．その際，決まって術中の単純X線像の撮像を怠っている．術中透視でもよいが，著者はマーキング下での単純X線像の撮像を推奨する．透視より鮮明で，かつ静止画像で複数の人間の目をもって確認できるからである．勿論，正面・側面の2方向で撮像を行う．体位を取ってからのマーキング，そして展開し終えてからのマーキング下での撮像は，決して厭わないほうがよい．

　高位の確認を終えたら開創器をかける．さまざまな開創器が存在するが，著者は左右へ筋を愛護的に展開できる，すなわち"面"で筋をとらえる形での開創器を好む．

3 顕微鏡の導入

　術者・助手は対面形式で顕微鏡を備える．勿論，術者が展開側へ立つ．顕微鏡下に術野をよく観察し，頭尾側の横突起，ならびに椎間関節のオリエンテーションをつける．これら骨成分の解剖学的構造をしっかり把握することが，安全で的確な手術を行うコツでもある 図6．横突起間には筋が存在する．一見，筋膜の形態をとっているようにみえるが，組織学的にも筋である 図7．

　顕微鏡下にてこの筋をdissectする．メスを用いて薄く，ゆっくりとdissectしていけば安全である．この筋の直下が椎間孔外側であり，脂肪組織が充填している．この脂肪組織を愛護的に分けていくと神経根が確認できる．

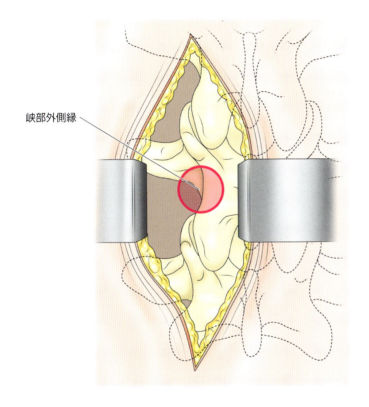

図6 術野の展開
赤丸部位が目的とする峡部外側縁である．

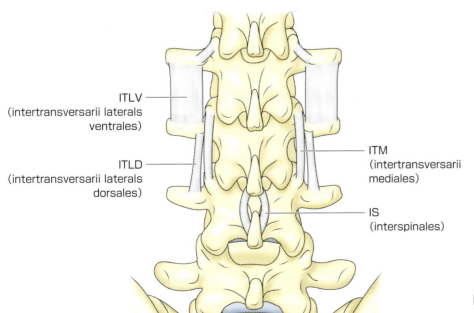

NEXUS view
一見，靱帯，もしくは腱にみえるが，列記とした筋である．これらの筋は通常の骨格筋より豊富な筋紡錘を含み，いわゆる"センサー"の役割を果たしている．

図7 short intersegmental muscle

4 骨削除

　骨削除は，いわゆる外側開窓法である．峡部外側縁を削除し，ワーキングスペースを確保する．

　直径3mmのダイヤモンドバーを用いて，まずは径5mm程度の骨削除を行うと，直下に椎間孔内の靱帯が確認できる．骨縁と靱帯の間にマイクロキュレットを挿入して愛護的に靱帯を遊離させ，靱帯を翻転させながら摘除する[3]．

　靱帯を摘除すると神経根が確認できる．峡部外側縁は内側に比べ2倍以上の厚みがある．同部位に力学的負荷がかかりやすい構造となっているため，その厚みを要するわけである．従って，同部位を削除しすぎると，後々強度的に問題を生じてくる（医原性の分離症など）．椎弓峡部の骨削除は，外側1/4以内にとどめるべきである 図8．

> **NEXUS view**
>
> 　骨削除のとき，著者が意識することはダイヤモンドバーの直径である．使用しているバー先の直径を理解することで，どのくらいの骨削除が得られているのか計測できるからである．これはすべての脊椎脊髄手術（時には頭蓋底の骨削除の場合にも）を通していえることである．若い先生方に指導するときも，「あと，バー先○×個分，削りなさい」といった感じで手術を進行させていく．

　症例にもよるが，横突起の部分的骨削除が必要となる場合もある．また，L5-S1の場合は，S1の骨盤翼が術野の妨げになる場合もあり，その場合も骨削除が必要となる．

　上記"横突起間の筋剥離""骨削除""横突起の部分的骨削除"の順序はない．椎間関節の変性が強い症例などでは峡部外側縁へのアプローチが困難な場合もあり，横突起からオリエンテーションをつけていく場合もある．

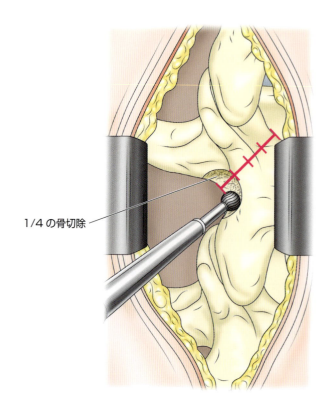

> **NEXUS view**
>
> 峡部外側縁の骨削除は1/4程度にとどめておかなければならない．

図8　峡部外側縁の骨削除

5 椎間板ヘルニア塊の摘出

ワーキングスペースが確保でき，神経根のオリエンテーションがついたところで神経根レトラクターを用いて神経根を頭側にレトラクトする．ただし前述の骨削除範囲であれば，神経根をレトラクトする必要性はほとんどない．

続いて顕微鏡用剥離子（マイクロ・ディセクター）で神経根の尾側から腹側を丁寧に探り，脱出した椎間板ヘルニアに可動性をもたせる．この操作法はさまざまであるが，著者は直角型で先端が鈍のマイクロ・ディセクターを好んで使用する．可動性がついたヘルニア塊を，ヘルニア鉗子を用いて丁寧に摘出する 図9 ．全周性に神経根を探りながらヘルニア塊の残存がないかを確認する．神経根の緩み具合で圧迫の解除の程度がわかる．

subligamentous disc herniationの場合には，神経根の尾側から後縦靱帯に切開を加え，同様の操作でヘルニア塊の摘出を行う．著者は最後にもう一度，単純X線像の撮像（正面のみ）を行い，高位の確認を行っている．

創部を十分な生理食塩水で洗浄後，ドレーンを留置し，閉創する．

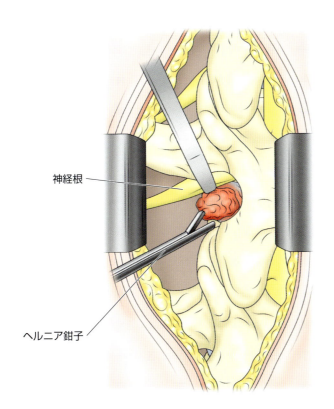

図9 ヘルニア塊の摘出

神経根を頭側に軽く牽引するか，もしくは牽引しなくても神経根を保護するような形でヘルニアを摘出する．

文献

1) Wiltse LL, et al. The paraspinal sacro spinalissplitting approach to the lumbar spine. J Bone Joint Surg 1968；50-A：919-26.
2) Wiltse L L, Spencer CW. New uses andrefinements of the paraspinal approach to the lumbar spine. Spine 1988；13：696-706.
3) 今栄信治，朝本俊司，ほか．脊椎脊髄外科サージカル・テクニック，メジカルビュー社，東京，2012，p.188-201.

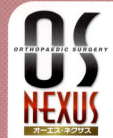

Ⅲ. 腰椎：ヘルニア

脊柱管内側・外側ヘルニア摘出術　MED法

和歌山県立医科大学整形外科学　南出　晃人

Introduction

術前情報

●適応

　膀胱・直腸障害のある患者や，進行する神経症状を有する患者に対しては手術を第一選択とする。大半の症例では椎間板ヘルニアによる腰下肢痛は消炎鎮痛薬などの薬物療法や神経ブロックなどの保存療法で軽快するが，その症状が少なくとも1～3カ月の保存療法でも軽快しないものとする。

●麻酔

　全身麻酔下で行う。

●体位

　患者を腹臥位にする。手術部位の確認などにX線透視を使用するために，手術台はHallの4点支持フレームを使用し，腹圧がかからない体位をとるように心がける。股関節を伸展位とはせずになるべく腰椎前弯を少なくし，椎弓間隙を広げるようにする。

　体位をとった後，X線透視正面像で目的とする椎間レベル，椎弓間の位置を確認し，マーキングする。外側ヘルニアの場合には，当該の横突起基部，椎間関節を確認し，マーキングする。

手術進行

内側ヘルニア
1. 皮切・展開
2. 椎弓間の展開・椎弓切除
3. 黄色靭帯の切除
4. 神経根・椎間板ヘルニアの展開，ヘルニアの摘出

外側ヘルニア
1. 皮切・展開
2. 外側開窓から神経根の露出
3. 椎間板ヘルニアの摘出
4. 後療法

❶上位腰椎椎間板ヘルニアでは解剖学的特徴を把握しておくことである。L1/2, 2/3高位は脊髄円錐部から馬尾に移行する部位であり，脊髄円錐部が低位に存在する症例もある。上位椎間は椎間関節が矢状化しており，椎弓間腔が椎間板高位よりも尾側に位置する。そのため，手術の際には，棘突起基部を削り，円筒型レトラクターをできる限り正中に設置し，上位椎弓下部の切除は黄色靭帯付着部まで大きめにする必要がある。

❷神経根奇形の存在を認識しておくことである。臨床的な責任病巣と画像の不一致などがある場合は，神経根奇形を疑い検査を進める必要がある。手術においても横走する神経根奇形はその存在を常に念頭に置いておかないとヘルニアと間違えて神経根を損傷する危険性があるので注意が必要である。

❸ヘルニア反対側神経根症状は，優位側からのヘルニア塊により，反対側神経根が外側に押され上関節突起により圧迫されることが原因である。その場合は，ヘルニアが突出している側から進入し，ヘルニアの摘出を行うことが大切である。

❹椎体後方終板障害を伴っている場合，突出骨片が小さければ片側進入での切除が可能である。しかし，突出骨片が中心性に大きい場合は，無理な片側進入での切除は行わず，両側進入で行うほうがよい。過度の神経根のレトラクトは神経障害のリスクがある。

手術手技 - 脊柱管内側ヘルニア

1 皮切・展開

皮膚切開（皮切）は正中より約1cm外側に，当該椎間の上位椎弓下縁を中心に円筒型レトラクターが容易に挿入できる程度に加える 図1 。筋膜切開を皮切よりも少し大きめに切開し，円筒型レトラクターを10〜20°内側に傾けて当該椎弓間に設置する。

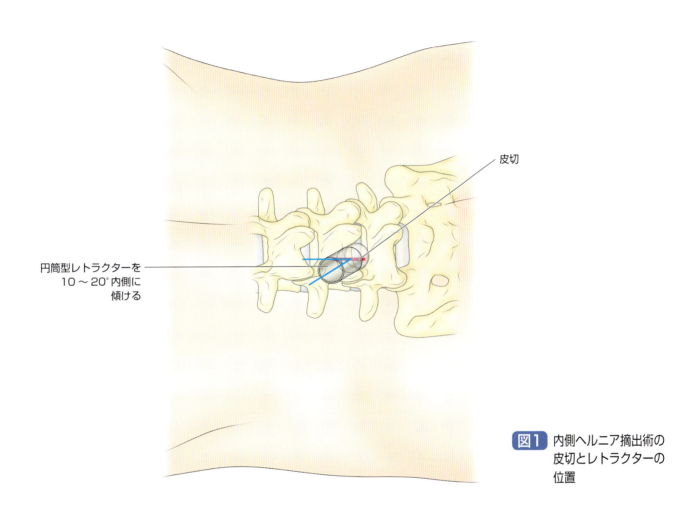

図1 内側ヘルニア摘出術の皮切とレトラクターの位置

2 椎弓間の展開・椎弓切除

　円筒型レトラクターを頭側1/3が上位椎弓下縁，尾側2/3に椎弓間隙が含まれるように設置した後，内視鏡下の操作を行う。曲キュレットを頭側椎弓下に挿入し，黄色靱帯を椎弓下縁から剥離する。椎弓間隙を広げるためにケリソン骨鉗子を用いて椎弓下縁の部分椎弓切除や椎間関節内側切除を行う。外側陥凹狭窄の合併している場合などでケリソン骨鉗子の使用が困難なときには，エアドリルを用いることで外側陥凹狭窄や脊柱管狭窄の合併例に対応が可能である 図2 。

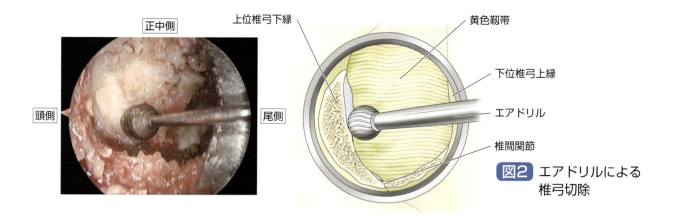

図2 エアドリルによる椎弓切除

3 黄色靱帯の切除

　黄色靱帯はまず靱帯の浅層を横切し 図3a ，キュレット，ケリソン骨鉗子を用いて浅層を頭尾側に開き深層を残す 図3b 。黄色靱帯深層はペンフィールドを用いて鈍的に頭尾側に裂き硬膜外腔に安全に達することができる 図3c 。硬膜外脂肪を確認してから，ケリソン骨鉗子用いて黄色靱帯，椎弓の一部を切除していく 図3d 。この際に，ケリソン骨鉗子での硬膜外損傷を防止するために左手の吸引管先端で硬膜外脂肪や硬膜を軽く腹側に押しながら操作すると，右手のケリソン骨鉗子を挿入する隙間ができ安全な操作ができる。

　硬膜，外側窩に存在する神経根を確認する。神経根の展開が不十分ならケリソン骨鉗子を用いて外側の黄色靱帯や上関節突起の内側切除を追加する。中心性ヘルニアの場合，通常のヘルニアよりもかなり外側に走行していることが多く，硬膜外縁と神経根の判別が困難である。判別が困難であれば必ず分岐部を確認する。

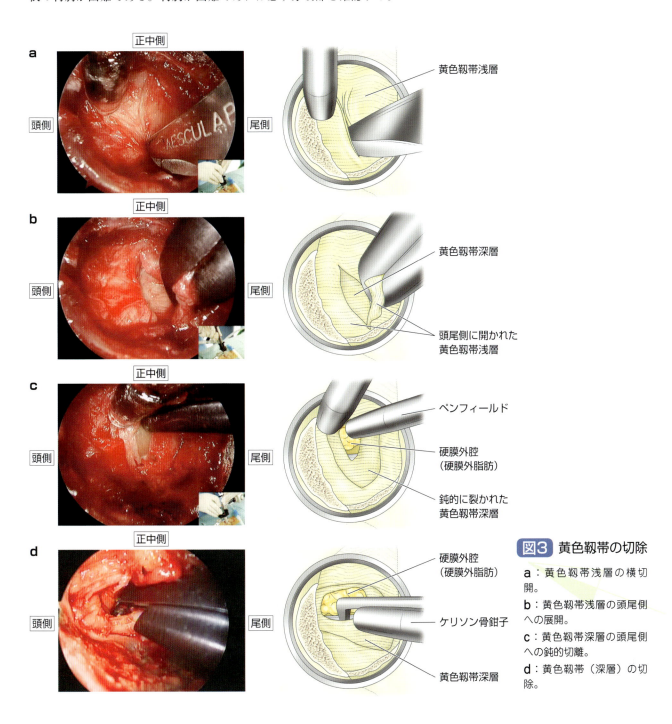

図3　黄色靱帯の切除
a：黄色靱帯浅層の横切開。
b：黄色靱帯浅層の頭尾側への展開。
c：黄色靱帯深層の頭尾側への鈍的切離。
d：黄色靱帯（深層）の切除。

4 神経根・椎間板ヘルニアの展開，ヘルニアの摘出

　神経根を確認後，吸引付きレトラクターを用いて慎重に神経根を内側によけヘルニア腫瘤を露出する 図4a 。椎間板レベルをカテラン針で確認後，後縦靱帯，ヘルニア被膜，線維輪を切開し 図4b ，髄核鉗子を用いてヘルニア腫瘤の摘出を行う 図4c 。取り残しがないようにボールプローブを用いてヘルニアを掻き出すとともに，後縦靱帯後方の髄核を摘出する。十分に摘出した後，吸引管を椎間腔に挿入し，生理食塩水を用いて加圧洗浄を行う。洗浄後，再度，髄核鉗子，ボールプローブで取り残しを確認する。最後に十分に除圧されたことを確認後，血腫予防のため，閉鎖式ドレーンを留置し閉創を行う。

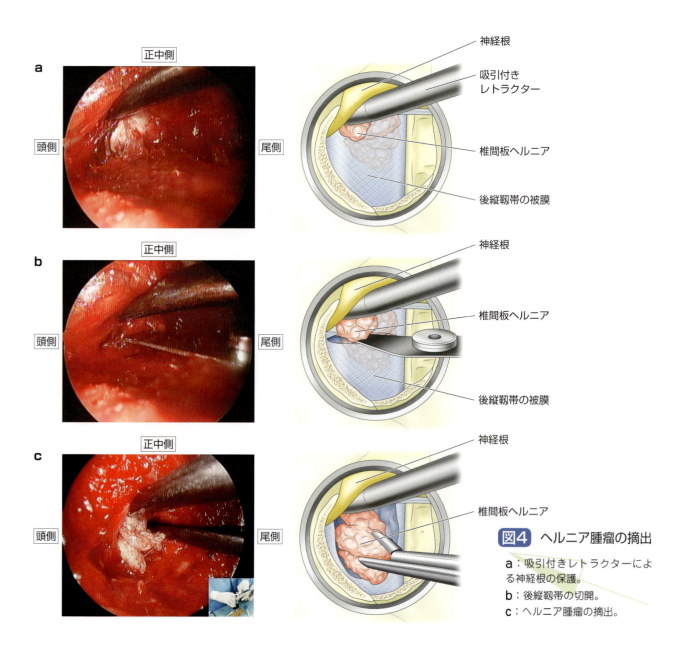

図4 ヘルニア腫瘤の摘出
a：吸引付きレトラクターによる神経根の保護。
b：後縦靱帯の切開。
c：ヘルニア腫瘤の摘出。

手術手技 - 脊柱管外側ヘルニア

1 皮切・展開

　皮切は，正中から約5cm外側部で，上位椎体の横突起下縁を中心に円筒型レトラクターが容易に挿入できる程度に加える 図5 。筋膜切開を行い，筋間でfinger dilation，finger navigationを行い，上・下位横突起と椎間関節を認識し，ダイレーターを挿入する。円筒型レトラクターは10〜20°内側・尾側に傾けながら上位横突起下縁内側，椎間関節外側後方に接するように設置する。

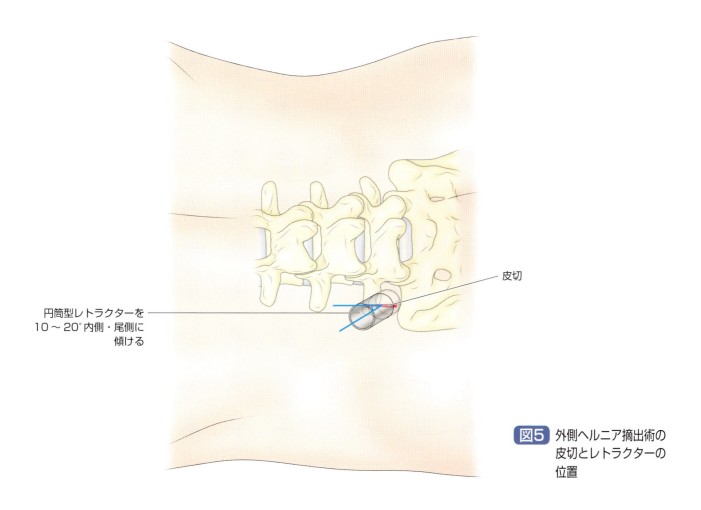

円筒型レトラクターを10〜20°内側・尾側に傾ける

皮切

図5 外側ヘルニア摘出術の皮切とレトラクターの位置

2 外側開窓から神経根の露出

　エアドリルを用いて上位横突起下縁を外側から内側，椎弓根外側下端部，椎間関節外縁部，下位横突起上縁部内側（L5/S1では仙骨翼）を横突起間靱帯付着部（L5/S1では腰仙靱帯付着部）まで削除していくと，横突起間靱帯（L5/S1では腰仙靱帯）は切離され退縮してくる 図6a 。

　靱帯下に脂肪層が確認でき，脂肪層の背側に浮上した横突起間靱帯を少しずつ切除する。椎間孔外の神経根と下位椎体上縁，上関節突起外側で囲まれた外側椎間孔三角とよばれるsafety triangle zoneを起点に尾側から頭側に剥離を進めると，椎間板を確認，展開できる 図6b 。頭側には脂肪層の深部に神経根が同定できる。

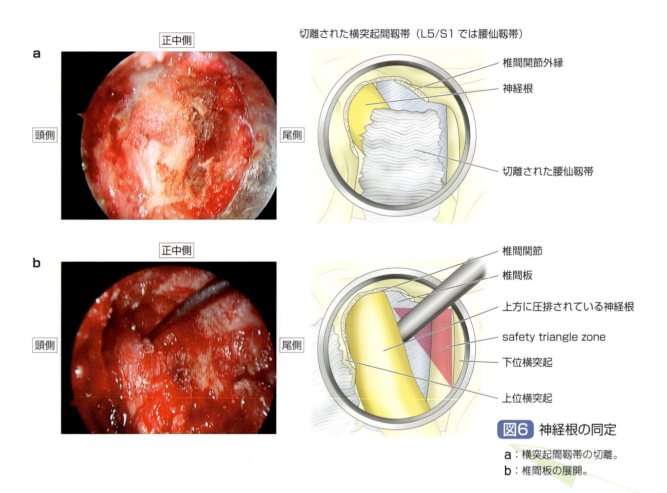

図6　神経根の同定
a：横突起間靱帯の切離。
b：椎間板の展開。

3 椎間板ヘルニアの摘出

　神経根は椎間板ヘルニア腫瘤により背側上方へ押しやられ，横走化しており，椎弓根外側下端との間でup-downに圧迫されている。椎間板との癒着をゆっくり丁寧に剥離し，伴走血管はバイポーラにて止血しておくとよい。神経根を頭側にレトラクトしながらヘルニア腫瘤を摘出する 図7 と神経根が除圧され，神経の走行は正常化する。

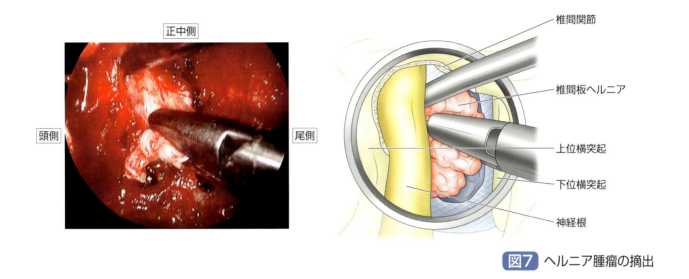

図7 ヘルニア腫瘤の摘出

4 後療法

　腰椎軟性装具を装着して麻酔覚醒後には歩行を許可する。術後の硬膜外血腫の予防として48時間のドレーン留置を行う。術後5日目くらいで退院を許可する。
　退院後は，再発ヘルニアなどを説明し，社会復帰に向けたリハビリを指導する。

文献

1) 吉田宗人．腰椎椎間板ヘルニア摘出術の実際　内視鏡下腰椎椎間板ヘルニア摘出術．脊椎脊髄 2009；22 (11)：1211-5．
2) 南出晃人，吉田宗人．腰椎椎間板ヘルニアの再手術の原因とrevision手技．脊椎脊髄 2009；22(7)：826-33．
3) 南出晃人，吉田宗人．腰椎椎間孔狭窄に対する椎間孔外内視鏡下除圧術．腰椎の手術－ベーシックからアドバンストまで必修テクニック　OS NOW Instruction 18．東京：メジカルビュー社；2011．p58-68．
4) Yamada H, et al. Efficacy of novel minimally invasive surgery using spinal microendoscope for treating extraforaminal stenosis at the lumbosacral junction. J Spinal Disord 2012；25：268-76．
5) 中川幸洋，ほか．腰椎後方除圧手術後に生じる硬膜外血腫と神経症状悪化との関連．臨整外 2007；42(11)：1079-83．

III. 腰椎：ヘルニア

脊柱管内ヘルニア摘出術 PED法

徳島大学大学院医歯薬学研究部脊椎関節機能再建外科学（整形外科）　酒井　紀典

Introduction

　経皮的内視鏡椎間板ヘルニア摘出術（percutaneous endoscopic discectomy；PED法）には，アプローチにより異なる経椎間孔からヘルニアにアプローチする方法（transforaminal approach）と[1]，椎弓間からヘルニアにアプローチする方法（interlaminar approach）がある 図1 [2]。ここでは，局所麻酔で可能なtransforminal approachを解説する。

術前情報

●適応と禁忌

　基本的にはL4/L5高位より尾側の腰椎椎間板ヘルニアが適応となる。L5/S1高位では腸骨稜がtrajectoryを遮ることが多く，transforaminal approachでは困難なことが多い。ただし腸骨稜の高さには個体差があり，L4/L5高位でも困難な例，逆にL5/S1高位でも可能な例もある。

　ヘルニアのタイプ別の禁忌はないが，脱出ヘルニアで頭尾側にmigrationしたタイプや遊離ヘルニアでは高度なテクニックを要するため，初心者には勧めない。また終板障害を伴うものには行っていない。

　局所麻酔薬にアレルギーのある患者は絶対的禁忌である。局所麻酔での処置が体質的・精神的に耐えられない患者また低年齢患者（中学生以下）では，禁忌ではないが避けたほうがいい。著者らの施設では，術前検査と手術に耐えられるかどうかを確認するため，術前に必ず椎間板造影を腹臥位（実際の手術体位と同じ体位）で行うようにしている。椎間板造影検査に耐えられない患者は，まず局所麻酔下における手術は不可能である。

●麻酔

　上記のように，アプローチまたは術者により麻酔法は異なることもあるが，基本的には局所麻酔で行うことを勧める。

●手術体位

　腹臥位で行う。

手術進行

1. 刺入点の決定
2. 麻酔
3. インディゴカルミン入り造影剤注入
4. ガイドピン・obturator挿入
5. 外套管設置
6. スコープ設置
7. 椎間板切除
8. ハンドダウン法
9. ヘルニア摘出
10. ドレーン留置
11. 閉創
12. 後療法

Fast Check

❶ 術式による背筋へのダメージはほとんどない。
❷ 椎間板への刺入点が重要である。
❸ 局所麻酔で行うことにより，exiting nerve injuryを避けることができる。

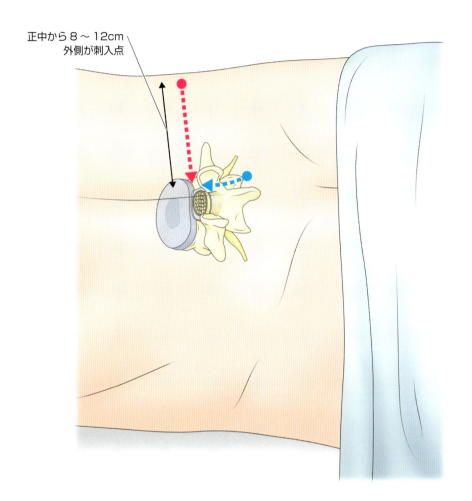

図1 刺入点の決定

赤点線：経椎間孔からヘルニアにアプローチする方法（transforaminal approach）。
青点線：椎弓間からヘルニアにアプローチする方法（interlaminar approach）。

手術手技

1 刺入点の決定

　刺入点により本手術は決まるといっても過言ではない 図1 。正中から8〜12cm外側からが標準であるが，体格の大きい患者の場合は12〜14cmとなる場合もある。

脊椎高位

　最尾側椎をL5とすると，L1/L2，L2/L3（ときにL3/L4）高位などではtrajectoryに肋骨や腎臓が通ることがあるので，やや内側からアプローチし，ハンドダウン法（後述）で刺入角度を下げることが望ましい。逆にL4/L5，L5/S1（ときにL3/L4）高位では腸骨稜がtrajectoryを遮ることもある。いずれにしてもMRI・CTなどで慎重に術前計画を立てることが重要である。

体格・軟部組織量

　基本的には，術前に行った椎間板造影後CT（CT Discography；CTD）を参考に刺入点を決める。著者らの施設では，術前CTDは腹臥位で撮影するようにしている。また実際に患者を腹臥位で，仮想刺入点を決め，先端が鈍な金属棒で背部から腹側に向けて軽く押し，透視下側面像で金属棒が棘突起の先端を越えてみえる場合には，その部位からアプローチ可能である 図2 。

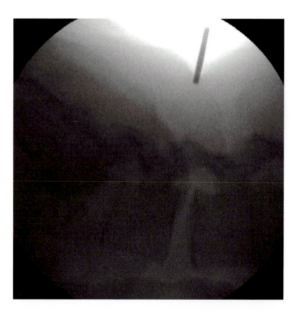

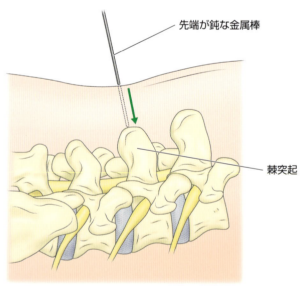

図2 椎間板造影（CTD）による刺入点の確認
先端が鈍な金属棒で背部から軽く押し，棒の先端が棘突起の先端に達するようであれば，その部位からアプローチ可能と考える。

2 麻酔

局所麻酔で行う。著者らは1％リドカイン（商品名：キシロカイン）を最大で15mLまでとして使用している。注射器のシリンジは計3本準備している。10mL用および1mL用ロック機能付きシリンジにはリドカインのみ，5mL用にはインディゴカルミン2mL，造影剤2mL，リドカイン1mLのmixtureを準備しておく。

通常の注射針で刺入点周囲の皮膚・皮下組織に2〜3mL使用して麻酔する。その後，穿刺針にかえて椎間板に向かう。

まずは罹患椎間板より尾側の椎弓根に針を当てる 図3a 。ここで麻酔薬を1mL注入する。その後，針先を徐々に頭側にずらし，椎間板線維輪に達する（walking technique）図3b [3]。操作の途中で針先がexiting nerveに触れる場合には，刺入点をやや内側に変更するとうまくいくことが多い。

> **NEXUS view**
>
> **walking technique 図3c**
> 穿刺針を椎板に刺入する際，直接椎間板を狙うとexiting nerveをヒットしたり，椎間孔（硬膜）内に針が入ってしまう危険性がある。そこでまずは穿刺針を罹患椎間板の尾側椎体の椎弓根外側に当て，ここで麻酔薬を1mL注入し，その後，針先を徐々に椎間板の縁をなぞる（walkingする）ように頭側にずらして椎間板線維輪に達すると安全に刺入することができる。

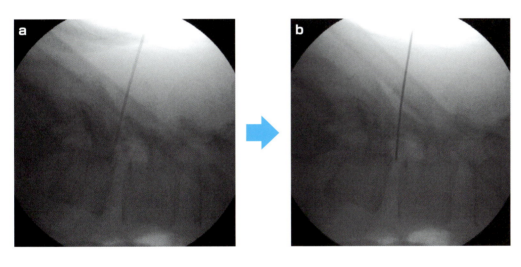

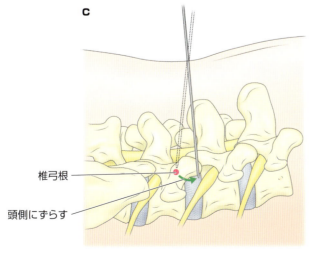

図3 穿刺針の刺入法

a：まずは罹患椎間板より尾側の椎弓根に針を当てる。ここで麻酔薬を1mL注入する。
b：その後，針先を徐々に頭側にずらして椎間板線維輪に達する。
c：walking technique

3 インディゴカルミン入り造影剤注入

針先が線維輪に達した時点で1mmほど針を進め，透視下正面像を確認する．線維輪に針先が刺入する部位が本術式では非常に重要になる 図4 [4]．

> **NEXUS view**
>
> **safety triangleと椎間板刺入点**
> 　針先が線維輪に達した（指先の感覚が重要である）時点で1mmほど針を進め，透視下正面像を確認する．通常のヘルニアは正中よりやや外側にあることが多いので，この時点で針先が椎弓根内壁周辺にあることが望ましい 図4．

椎間板への刺入点が至適位置にあることが確認できると，1mL用ロック機能付きシリンジに入った麻酔薬を線維輪に注入する（これでこの後続く操作における患者の負担がかなり軽減する）．

X線透視正面像をみながら，穿刺針を髄核内まで進め，mixture（インディゴカルミン2mL，造影剤2mL，リドカイン1mL）を注入していく．注入量は造影効果をみながら調整する（通常1〜2mL）．

インディゴカルミンは変性髄核を染色させる効果があり，内視鏡でヘルニアを見分けるのに有用である．髄核とヘルニア塊が青色となり，線維輪は白色，硬膜外には赤色の血管がある神経組織がみられ，色の違いにより安全にヘルニア摘出操作を行うことができる．

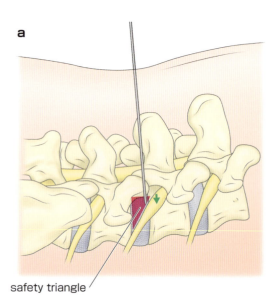
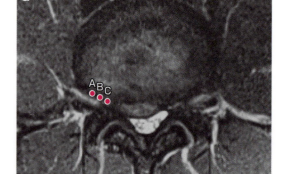
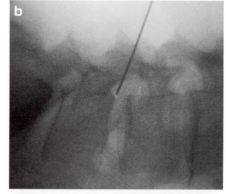
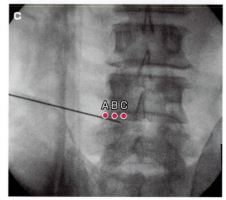

図4 safety triangleと椎間板刺入点
a：sagety triangle
b：針先が線維輪に達した時点で1mmほど針を進める．この後，正面像を確認する．
c：針先が椎弓根の中央より内側にあることが望ましい．
d：刺入点がC点近くにあることが望ましい理由がわかる．

4 ガイドピン・obturator挿入

穿刺針の内針を抜き，透視下でガイドピンを設置する。続いてガイドピン越しにペンシル型obturatorを挿入する（最近，著者らはこの段階における患者の疼痛を軽減するためにシリアルダイレータを使用している）。ハンマーなどを用いてペンシル型obturator先端を椎間板内に打ち込み，固定する 図5。

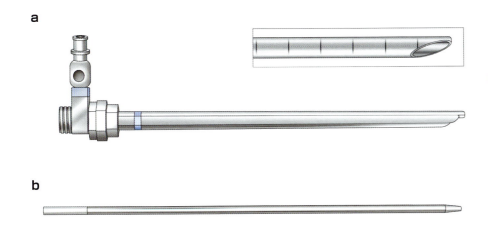

図5 円筒型レトラクター設置時の筋肉の処置

obturator（通称ペンシル）を椎間板内に刺入し，外套管を椎間板内に誘導する。
a：外套管（duck billタイプ，obliqueタイプ）
b：obturator（通称ペンシル）。

5 外套管設置

　ペンシル型obturator越しに外套管（カニューラ）を設置する。外套管は現在3種類のタイプ（straight, duck bill, oblique）が用意されているが 図5 ，その汎用性・安全性などから当教室ではobliqueタイプを使用している。

　外套管設置の際にはexiting nerve rootを損傷しないように注意する。具体的には，まずベベル面（カット面）をexiting nerve rootに向けて挿入する。いいかえればobliqueタイプの外套管では長い方を尾側終板に沿うように挿入する 図6a 。一度，外套管を椎間板内に設置してから，ゆっくりと90°回転させ，ベベル面を背側（ヘルニア側）に向くように設置する 図6b 。

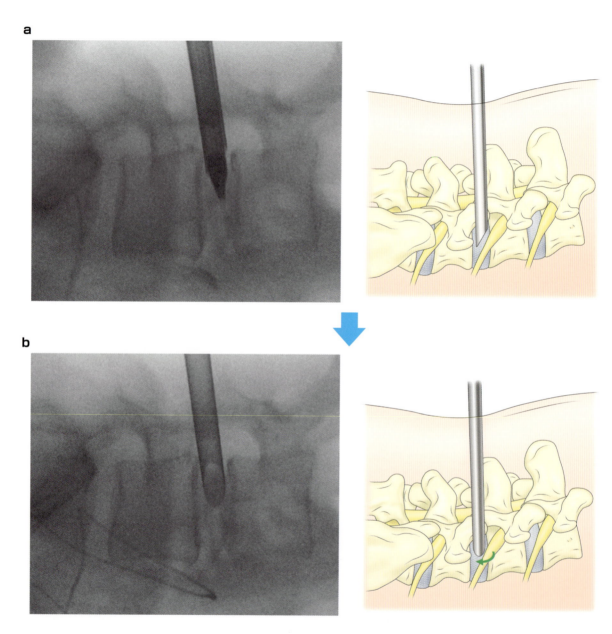

図6 obliqueタイプの外套管の設置
a：カット面の長い方を尾側終板に沿うように挿入するとexiting nerve rootの損傷を避けることができる。
b：外套管を椎間板内に設置してからゆっくりと90°回転させ，ベベル面を背側（ヘルニア側）に向くように設置する。

6 スコープ設置

スコープを設置し，次に椎間板内の操作に移る。スコープの持ち方にもポイントがある。外套管が抜けないように左手の示指・中指で保持し，スコープを母指背側に載せ，母指の動きでスコープの距離を合わせるようにする 図7 。

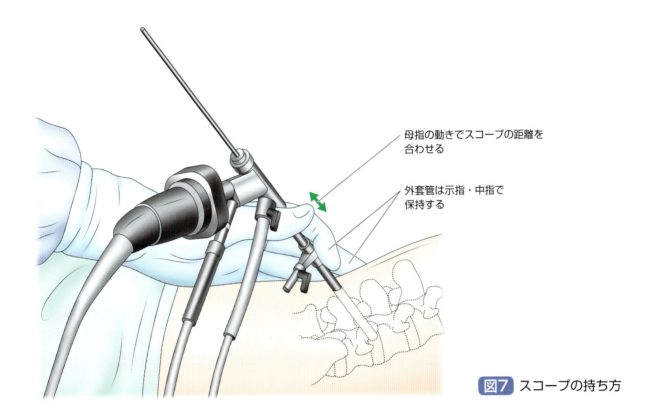

図7 スコープの持ち方

7　椎間板切除

　生理食塩水（生食水）灌流液にて良好な視野を確保した後，鉗子を用いて椎間板切除を行う．適時，ラジオ波を用いて髄核・線維輪を焼灼し，視認性を確保しながら鉗子を用いて摘出を進める 図8 ．この操作を繰り返し，ある程度摘出できたら徐々に外套管を引いていく．

> **NEXUS view**
>
> **灌流液による傷害について**
> 　生食水で灌流しながら処置を進めるが，処置が長引いたり，灌流液の圧が高くなりすぎた場合，脳脊髄圧が上昇し痙攣や脳卒中などの致命傷を引き起こす可能性があるので注意が必要である．術中頚部痛やひどい肩こりのような症状を訴えた場合には，その前兆と考え，手術を一時中止すべきである．

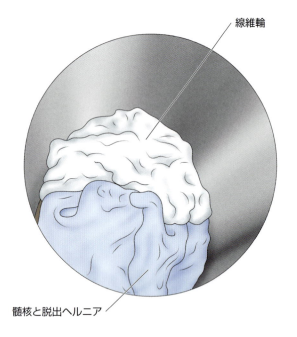

線維輪
髄核と脱出ヘルニア

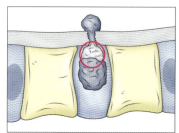

図8　ラジオ波による髄核・線維輪の焼灼

内視鏡下に髄核および脱出ヘルニアが色素により青く染色される．神経根と硬膜は赤くみえるため違いが明瞭になり，安全な操作を行うことができる．

8 ハンドダウン法

硬膜外腔を確認できたところ（Half & Half像）図9で，外套管を留め，ハンドダウン法を用いて刺入角度を下げ，水平に近い形で再度ヘルニア直下に外套管を進める図10[1]。

> **NEXUS view**
>
> **Half & Half像**
> 　画面の上半分が硬膜・神経根（血管がみえるため）が赤くみえ，後縦靱帯を挟み，椎間板組織が白くみえる。このためこの画像をHalf & Half像とよんでいる。

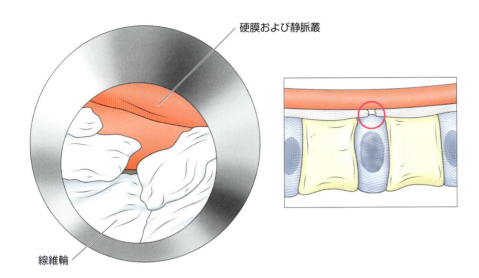

図9 Half＆Half像

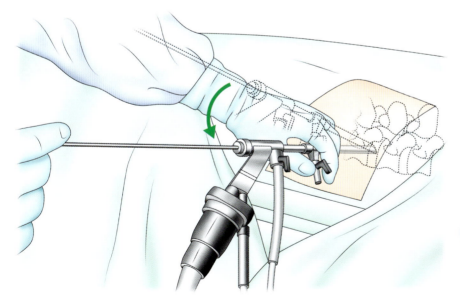

図10 ハンドダウン法

ハンドダウン法で刺入角度を下げ，水平に近い形で再度ヘルニア直下に外套管を進める。

9 ヘルニア摘出

　ヘルニア直下まで進めると，ヘルニア門の向こうにヘルニアがみえてくる。ヘルニアの基部を掴むように引きずり出して摘出する 図11 。必要があれば，最後にラジオ波でthermal annuloplastyを行う。ラジオ波プローブを線維輪後方に位置し，モデュレーションを加える。硬膜外の血管・出血を認める場合にも，ラジオ波を用いて止血する。トリガーフレックスは先端が自由に弯曲し，通電せずにプローブとして用いることで，硬膜外のヘルニアをプロービングすることも可能である。

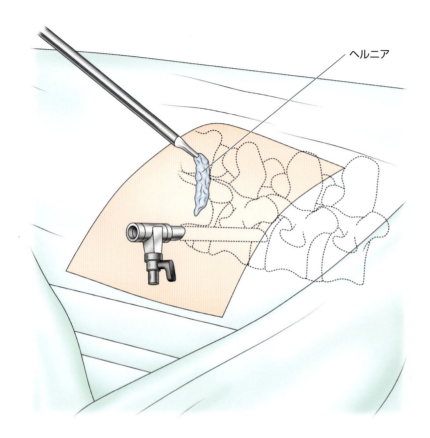

図11 ヘルニア摘出

10 ドレーン留置

著者らの施設では，これまでの経験からSBチューブを1本椎間板内に留置するようにしている．

11 閉創

慎重に外套管および内視鏡を抜去し，皮下縫合する．

12 後療法

直後よりコルセット装着下，トイレへの歩行のみ許可し，翌日ドレーンを抜去している．基本的に1-day surgery可能な術式ではあるが，著者らの施設ではドレーンを留置しているため，術当日は入院して安静を図っている．

スポーツへの復帰は6週間後，コンタクトスポーツの場合には8週間後としている．

文献

1) Sairyo K, et al. State of the art: Transforaminal approach for percutaneous endoscopic lumbar discectomy under local anesthesia. J Med Invest 2014；61(3-4)：217-25.
2) Dezawa A, Sairyo K. New minimally invasive discectomy technique through the interlaminar space using a percutaneous endoscope. Asian J Endosc Surg 2011；4(2)：94-8.
3) 西良浩一, ほか. 経皮的内視鏡下腰椎椎間板ヘルニア摘出術 transforaminal法. OS NOW 整形外科のDay Surgery 日帰り手術のコツとピットフォール. 東京：メジカルビュー社；2013. p.60-70.
4) 出沢 明. safety triangle進入のコツ. 吉田宗人編 .脊椎内視鏡下手術. 東京：文光堂； 2013. p.138-9.

腰椎：腰部脊柱管狭窄症，すべり症

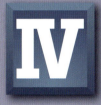

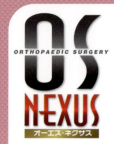

IV. 腰椎：腰部脊柱管狭窄症，すべり症

腰部脊柱管狭窄症の顕微鏡除圧
1椎間片側進入両側除圧術

大阪大学大学院医学系研究科脳神経外科学　二宮　貢士
大阪大学大学院医学系研究科脳神経外科学　岩月　幸一

Introduction

　腰部脊柱管狭窄に対する顕微鏡除圧術はさまざまな変遷をとげてきた。①棘突起を除去する方法，②棘突起の片側から進入し，起始部を切断する方法，③棘突起を切断せずに片側から進入し，両側を除圧する方法，④棘突起縦割法，などである。罹患部位の除圧と後方要素温存の両立という工夫がなされてきた。

　当科では，主に上記③，すなわち片側進入両側除圧による手術を行ってきた[1]。同方法は，馬尾，神経根への圧迫因子として黄色靱帯の関与が大きい症例に特に有用であり，棘突起，棘上・棘間靱帯といった後方要素の温存と対側神経根減圧が可能だが，技術的難度は高い。よって，本法の習得は他の顕微鏡手術にも生かせると思われる。

術前情報

●適応と禁忌
　黄色靱帯の関与が大きい症例がよい適応で，不安定性を認める症例には禁忌である。

●手術体位
　全身麻酔下で，患者を腹臥位とし，腰部を15°程度前屈させた体位とする。胸腹部の圧迫を避け，両手を挙上した姿勢とし，静脈うっ滞をなくすための下肢挙上を行う。

●高位確認
　カテラン針を刺入後，腰椎X線像で高位確認を行う。

手術進行

1. 皮切・展開
2. 同側骨削除・神経根除圧
3. 対側骨削除・神経根除圧
4. 止血・閉創
5. 合併症（硬膜損傷への対応）
6. 術後管理

❶術前画像から不安定性がないことを確認する。
❷術前画像から上下関節突起の正中への突出と関節面の角度を確認する。

手術手技

1 皮切・展開

　高位確認ずみの罹患椎間を中心とする，進入側，外側5mmの傍正中切開を行う。症状の強い側を進入側とする。1椎間の場合，通常約4cmの皮切で手術可能であるが，体格の大きな患者では，展開時の筋肉や皮膚が深部操作を行うためのワーキングスペースを確保するうえで妨げとなることがある。このような場合には，皮切を5mm～1cm程度延長し，術野を拡大することで対応する。本術式の特徴の一つであるが，傍正中切開を行うことにより，棘上靱帯，棘間靱帯をすべて温存することが可能となる。

　皮下脂肪を展開すると，広背筋膜が露出される。これに切開を加えると，多裂筋を覆っている腰背腱（筋）膜が露出される。この筋膜はやや斜めに縦走する線維性の膜であり，線維の走行に沿って切開を加えることが可能である。広背筋膜と腰背腱膜は，1-0絹糸とモスキート鉗子で把持，展開しておくと閉創の際も確認が容易である 図1 。

　多裂筋は乳頭突起，副突起を起始とし，2～4個の椎体をまたいで棘突起下部に停止する脊柱起立筋である 図2 。この解剖を理解すると，同筋肉の棘突起からの切離は，棘突起上部へまずコブ剥離子を挿入，外側へ牽引し，棘突起下部の筋付着部を適宜凝固止血しながら切断する方法が容易であるとわかる。

　多裂筋より深部には，回旋筋が存在する。回旋筋は，横突起を起始とし，1～2椎体上方の棘突起下部に付着する脊柱起立筋である 図2 。この筋肉も凝固したのち，剥離あるいは鉗子を用いて除去し，骨削除に必要な範囲の椎弓を露出する。

　Casper開創器（欧和通商株式会社）を挿入して顕微鏡操作に必要な術野が展開される。

> **NEXUS view**
> 　術野が展開された段階でまれに高位がずれることがあるので，改めてX線像での高位確認を行うことを奨める。

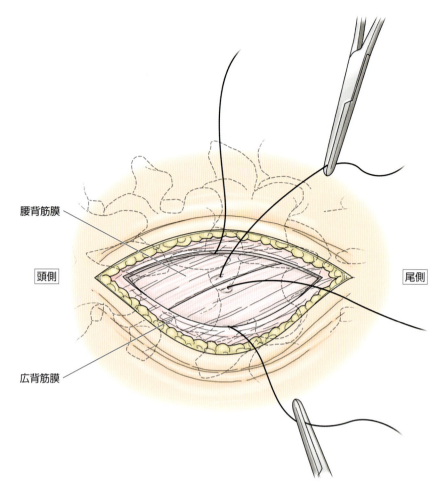

図1 広背筋膜と腰背腱膜の処理

広背筋膜と腰背腱膜は，1-0絹糸とモスキート鉗子で把持，展開しておくと閉創の際も確認が容易である。

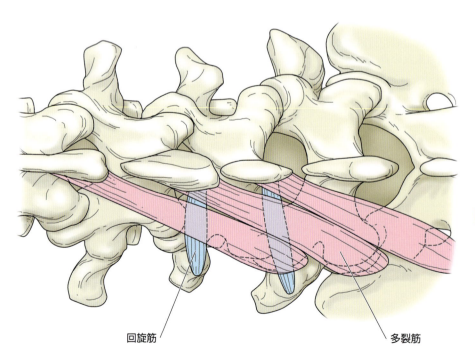

図2 多裂筋と回旋筋の解剖学的ポイント

多裂筋は，乳頭突起，副突起を起始とし，2〜4個の椎体をまたいで棘突起下部に停止する。回旋筋は，横突起を起始とし，1〜2椎体上方の棘突起下部に付着する。

2 同側骨削除・神経根除圧

　ここで顕微鏡を導入する。同側骨削除範囲を 図3 に示す。エアトーム（あるいはサージアトーム）を用いて上位椎弓下1/2〜2/3程度，下位椎弓上1/3程度の骨削除を行う。骨削除，神経根除圧のいずれにおいても，その下方にある黄色靱帯が重要な解剖学的指標となる[2]。

　黄色靱帯は椎弓間を張る靱帯で，上位椎弓の前下縁面より起始し，下位椎弓の後上縁に付着している。椎弓部（interlaminar portion）と（椎間）関節包部（capsular portion）とに分けられ，関節包部は椎間孔の外側まで達している[3] 図4 。そのため，上位椎弓下部の削除では比較的厚みのある黄色靱帯に守られた状態で骨削除が可能なのに対して，下位椎弓の上1/3程度では，下方に黄色靱帯がない可能性を考えて注意深く骨削除し，egg shell状に薄く皮質骨を残した状態で，最後に鋭匙やへらを用いて骨折させ，硬膜に達することが望ましい。

　前述のように，上位椎弓の骨削除を頭側へ進めていくと黄色靱帯の付着部に達し，これをケリソン鉗子や神経鉤を用いながら遊離させることができる。しかし，黄色靱帯は硬膜管の保護になるため，視野の確保のために適宜減圧しながらも，特に対側骨削除の際には，硬膜管保護のために終了時まで部分的に残存させておくほうがよい。

　黄色靱帯interlaminar portionの外側縁まで達したら，続いて関節内側削除を注意深く行うと黄色靱帯capsular portionが露出される。ケリソン鉗子を用いて，上関節突起との付着部を切離し，この摘出と上下関節突起内側骨削除を進めていくと，椎弓根部へ達する。また，脂肪組織と硬膜管外縁が露出される。

　除圧と関節温存の両立に留意することが重要であるが，50°を超えるような急峻なfacet angleの場合，脊柱管狭窄を伴うgrade Iのすべり症では除圧術後不安定性の出現に関わるという報告[4]や，関節角度の10°以上の左右差がもともと存在する場合，脊柱管狭窄除圧術後の不安定性に関わるという報告がある[5]。あらかじめ術前画像で関節の角度を確認し，削除範囲のイメージをつけて手術に臨むことが重要である。

　神経鉤で椎弓根内側を触れることができるかどうかを確認する 図5 。外側陥凹の外側壁が椎弓根であることを考えると，神経鉤を入れてそこまで達していれば，通常は（明らかな椎間孔内，あるいは外側型狭窄がない場合は）十分な神経根除圧となるからである。

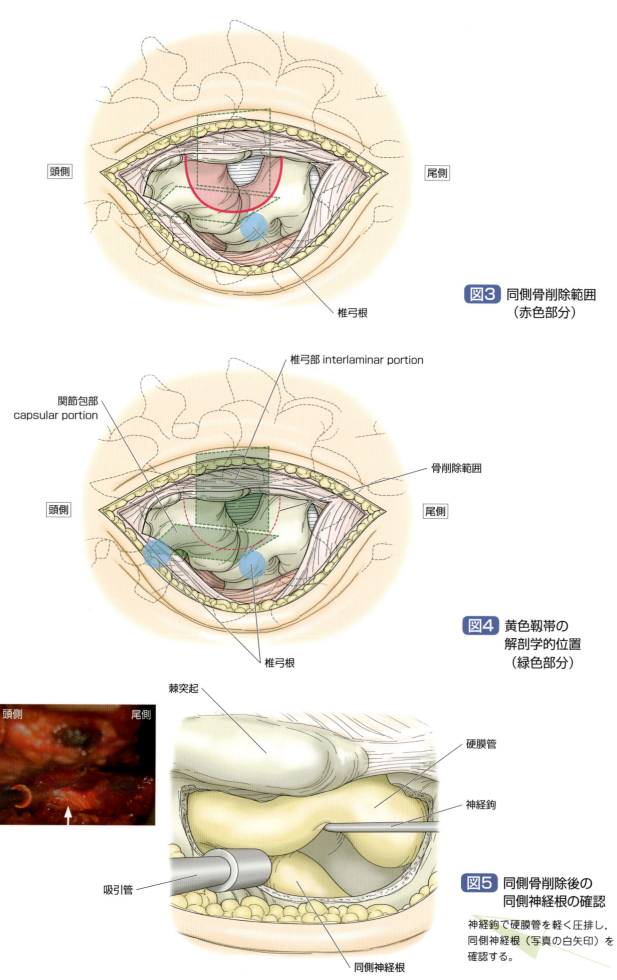

図3 同側骨削除範囲（赤色部分）

図4 黄色靱帯の解剖学的位置（緑色部分）

図5 同側骨削除後の同側神経根の確認

神経鉤で硬膜管を軽く圧排し，同側神経根（写真の白矢印）を確認する。

3 対側骨削除・神経根除圧

手術台を対側へ回旋させる。同側骨削除でもいえることであるが，顕微鏡の視軸をこまめに変えることが特に重要となる。棘突起基部，対側椎弓の腹側の骨削除を，こすりあげるように行う。この際，棘突起を骨折させないように注意する。前述のように，黄色靱帯を硬膜管の保護に使用するとともに，黄色靱帯の形状を見ながら徐々に除圧範囲を広げていくことで，無駄な椎弓削除を避けることができる。

黄色靱帯interlaminar portion 図4 を遊離させ，除去する。対側の神経根除圧と関節の温存に対する留意点も同側除圧の場合と同様である。上下関節突起内側切除を頭側から尾側へと行い，椎弓根部まで進める。黄色靱帯capsular portionの付着部を切離し，摘出する。神経鉤で椎弓根内側を触れることで神経根除圧を確認する 図6 , 図7 。

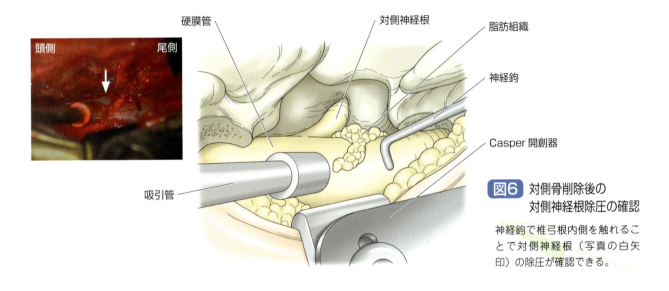

図6 対側骨削除後の対側神経根除圧の確認

神経鉤で椎弓根内側を触れることで対側神経根（写真の白矢印）の除圧が確認できる。

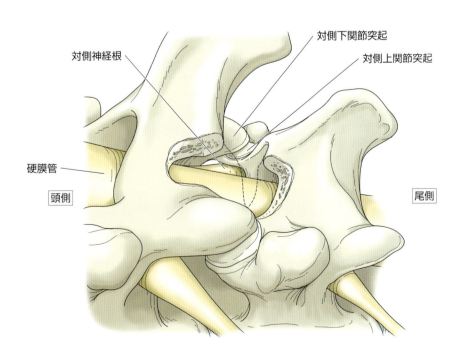

図7 対側構造物の観察

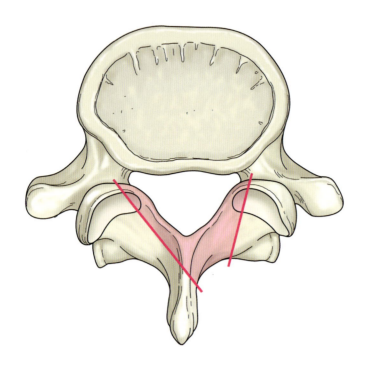

図8 両側の椎弓および関節内側の切除範囲（赤色部分）

以上で硬膜管と両側神経根の除圧が完了する。最終的な骨削除範囲の断面図はトランペット型のものとなる 図8 。

4 止血・閉創

手術開始時から適宜止血操作は必要であるが，顕微鏡下操作での止血が必要な主な部位は，削除部骨面，黄色靱帯，硬膜上の脂肪組織，硬膜表面の血管，硬膜外静脈叢である。バイポーラーによる凝固止血に加え，骨蝋，サージセル®（ジョンソン・エンド・ジョンソン株式会社），アビテン®（ゼリア新薬工業株式会社）などの止血剤を用いて止血し，常にクリーンな術野を保つよう心がけるべきである。

> **NEXUS view**
>
> 外側の発達した硬膜外静脈叢に関しては，やや止血に難渋することがある。止血部位をよく観察し，原則，凝固止血を行うが，止血部位を視認できない場合，骨削除を広げる余裕があれば，削除を加えて再度確認する。それ以上の骨削除が好ましくなければ，粉末状のアビテン®，あるいは生理食塩水（生食水）と混ぜて"大根おろし状"にしたアビテン®を注ぎ，ベンシーツで軽度圧迫するとコントロールが可能となる。

除圧完了後，生食水での洗浄を繰り返し，止血を十分に確認する。不十分な部位があれば，上記方法により再度止血する。開創器をはずした際の筋肉からの出血にも十分注意が必要である。硬膜外にSBドレーンを挿入，固定する。

外科手術全般にいえることであるが，閉創に関しては層ごとの閉鎖を意識する。多裂筋は死腔をなくすように棘間靱帯などの正中構造に縫合固定する。さらに腰背腱膜，広背筋膜，皮下を順に，2-0あるいは3-0吸収糸で縫合する。皮膚はステイプラーで固定し，手術を終了する。

5 合併症（硬膜損傷への対応）

　神経損傷が絶対に避けなければらない合併症であることはいうまでもないが，これにつながりうるものとして硬膜損傷があげられる。上記手順で手術を行えば硬膜損傷のリスクは最小限に抑えられると考えるが，特に再手術例や，組織の癒着が強い例などでは，熟達した術者でもそのリスクがある。

　ひとたび硬膜損傷が起きると髄液が噴出するため，落ち着いた対応が必要となる。1×1ベンシーツを損傷近傍に置き，ベンシーツ上を吸引しながら損傷部を確認する。硬膜欠損部から馬尾が漏出，陥頓している場合，へらを用いてこれを還納した後，6-0ナイロンなどで硬膜を縫合閉鎖する。術後の髄液漏防止のため，除圧操作終了後にフィブリングルーで縫合部表面をシールする。

6 術後管理

　本術式の利点として，不安定性をきたすリスクがとても低いため，原則として術後外固定を必要としないことがあげられる。また，片側進入という侵襲の低さから，早期離床が可能となる。

　一般的な全身麻酔術後の管理を行い，術後出血およびそれに伴う神経症状の悪化がないかを術後6時間程度観察し，問題がなければ，徐々にベッドのギャッジアップが可能となる。午前中の手術であれば夜から食事が開始できる。また，全例術翌日から術前と同程度の安静度にもどすことが可能である。

　ドレーンは，排液量が問題ない程度に減少していることを確認のうえ，術翌日には抜去可能となる。

> **NEXUS view**
> 　黄色靱帯を中心とした解剖を理解し，顕微鏡操作に慣れることで，安全で確実な「片側進入両側除圧術」を行うことが可能となる。
> 　本法は，不安定性のない多椎間に対する除圧にも応用可能である。

文献

1) Iwatsuki K, Yoshimine T, et al. Bilateral interlaminar fenestration and unroofing for the decompression of nerve roots by using a unilateral approach in lumbar canal stenosis. Surgical neurology 2007；68：487-92.
2) 佐々木 学，青木正典．顕微鏡下片側進入両側腰部脊柱管除圧術を行う際の解剖学的指標．脊髄外科 2011；25：203-8.
3) 都築暢之．臨床のための解剖学 黄色靱帯．脊椎脊髄ジャーナル1989；2：229-31.
4) Claire Blumenthal, Jill Curran MS, et al. Radiographic predictors of delayed instability following decompression without fusion for degenerative Grade I lumbar spondylolisthesis. J Neurosurg Spine 2013；18：340-6.
5) Joo Chul Yang, Sung Gon Kim, et al. Analysis of Factors to postoperative Spinal Instability after Lumbar Decompression for Spinal Stenosis. Korean J Spine 2013；10：149-54.

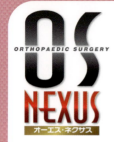

IV. 腰椎：腰部脊柱管狭窄症，すべり症

腰部脊柱管狭窄症に対する筋肉温存型腰椎椎弓間除圧術 MILD

京都第二赤十字病院整形外科　八田陽一郎
京都府立医科大学大学院医学研究科運動器機能再生外科学　外村　仁
京都府立医科大学大学院医学研究科運動器機能再生外科学　長江　将輝

Introduction

術前情報

●適応
　本術式（muscle-preserving interlaminar decompression；MILD）は，脊柱管内に狭窄病変を認める症例のすべてに適応できるが，まず1椎間狭窄の症例から適応し，安全確実な除圧手技を優先すべきである。多椎間狭窄・変性すべり・変性側弯を伴った症例に対する手技については注意すべき病態（8 後療法，ほか）の項で述べる。

●術前検査
　単純X線像，MRI，CT（矢状断面の再構成画像）

●術前計画
・単純X線像
　正面・側面像で棘突起の形状と大きさを確認する。
・CT
　矢状断面像の再構成（sagittal reconstruction）を行い，冠状断面像とあわせて棘突起の形状と大きさを確認する 図1。掘削の方向と大きさを画像上で計測しておき，術中に顕微鏡と手術台をそれぞれどの程度傾ければよいか，掘削する幅はハイスピードドリルのバーの直径の何倍なのかなどを検討する。ポータルの大きさは術者の技量に応じて決定する。

●体位
　手術体位は，股関節を軽度屈曲位として腰椎が中間位となるように調整する。ポジショニングのあとで顕微鏡を実際に使う位置まで移動させ，アームと手術台が想定した角度まで動くかを確認する。
　顕微鏡の焦点距離は350〜375mmとする。

●パイロット挿入
　イメージ下で除圧椎間の頭側棘突起下縁にパイロットを挿入する。この際，腰椎のアライメントをよく観察し，頭尾側に顕微鏡を傾ける角度を再確認する。

手術進行

1. 皮切，棘突起の露出
2. 棘突起の掘削
3. 靱帯の縦切・展開
4. 脊柱管への到達
5. 外側陥凹へ向けての掘削
6. 黄色靱帯の剥離・摘出，外側陥凹の除圧
7. 神経根・椎間板の確認，ドレーンの設置・靱帯再建
8. 後療法，ほか

❶ 本術式は従来法と異なり，術野の展開と除圧操作が同時進行で行われるので，術前に単純X線像・CT画像・MR画像を用いて棘突起や椎弓，外側陥凹の三次元形状を十分イメージしておく。
❷ 顕微鏡視下では光軸と視軸が同一の直線であるので，内視鏡のように斜めに鏡視することはできず，視軸に沿った操作しかできない。深部ほど広くなる本術式の術野を作製するには，一つの手術操作を行うごとに顕微鏡と手術台を術前検討に従って適切に傾ける手技を繰り返すことが必要である。
❸ 手術操作が行いにくい場合は，ポータルサイズを手術途中で適宜大きくして対応する。

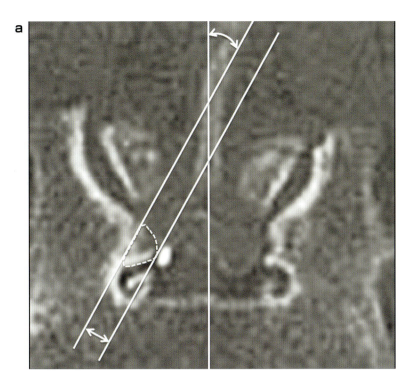
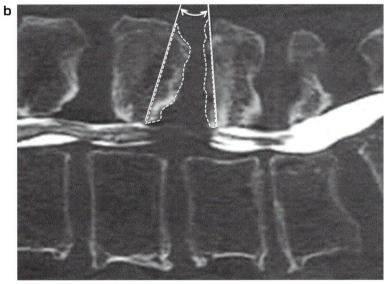

図1 術前計画：CT

棘突起の形状と大きさを確認する。
a：冠状断面像
b：矢状断面像の再構成（sagittal reconstruction）

手術手技

1 皮切，棘突起の露出

術前に単純X線正面・側面像およびCT再構成画像で確認した棘突起の形状と大きさを，パイロット設置後のイメージ画像と比較し，確認する。棘突起列は必ずしも直線的な配列をしておらず，冠状面に対して垂直でなかったり，尾側が左右どちらかにシフトしていたりする。

棘上靱帯の骨化やkissing spineを有する症例では，触診による形状判断が困難になるので画像による判断をさらに慎重に行う。

術前に検討したポータルの直上に皮切を加えるが 図2，2椎間以上では皮切が非連続的になることもある。尖刃で棘上靱帯を縦切・剥離して棘突起の背側の一部を露出させる 図3。

> **NEXUS view**
> 棘突起の背側を露出させる操作は電圧を低めにした先端が針状の電気メスを用いても可能である。棘突起の掘削すべき部位を焼灼すると掘削する際のメルクマールとなる。そのメルクマールの大きさを実際に計測すれば，術前計画に沿った手技となる。

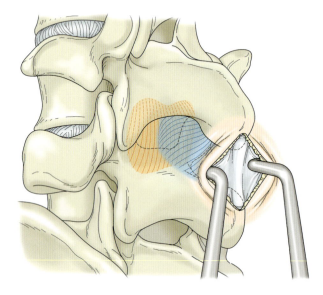

図2 皮切

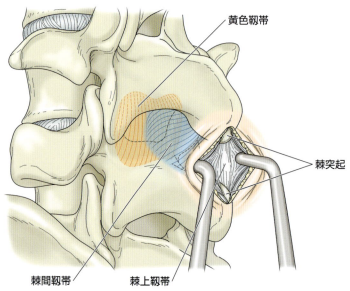

図3 棘突起（背側の一部）の露出

2 棘突起の掘削

　棘突起の大きさに応じた直径（例：男性で径4mm，女性で径3mm）のバーを装着したハイスピードドリルで棘突起を掘削する。一度に深く掘削せずに，頭側と尾側の棘突起をそれぞれ顕微鏡の傾きを確認しながら交互に掘削し，どちらも同じ深さになるようにする 図4 。棘突起の幅は深部に向かって広くなる形状であることが多いので，側面の皮質骨はブラインド操作になり削り残すことがある。皮質骨が残ると展開しにくくなるので注意を要する。

　kissing spineを有する症例では棘突起間には靱帯が消失し，滑液包のみ存在していることがある。また，棘突起は通常より大きくなっているため骨の掘削量は多くなる。

> **NEXUS view**
> 棘突起側方の皮質を掘削する際には，ドリルのバーを1カ所に静止させると骨膜および靱帯を大きく損傷することになるので，常に動かしながら掘削を行う。ハイスピードドリルはロープロファイルのものを使用すると視野を得やすい。

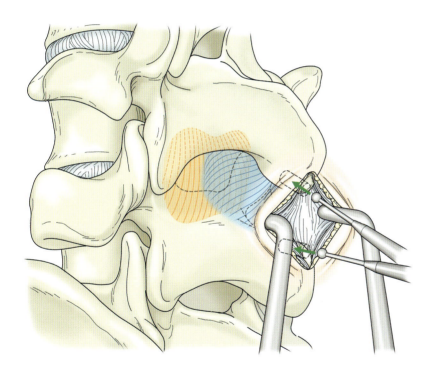

> **NEXUS view**
> 棘突起は一度に深く掘削しない。頭側と尾側の棘突起をそれぞれ顕微鏡の傾きを確認しながら交互に掘削し，どちらも同じ深さになるようにする（緑の矢印）。

図4 棘突起の掘削

3 靱帯の縦切・展開

棘突起の形状は船の舳先のようになっているので，この先端を正中とみなし，靱帯を頭側棘突起と尾側棘突起の正中を結ぶ線に沿って電気メスで縦切する 図5 。この正中を結ぶ線は，必ずしも体幹の軸と平行ではなく，棘突起の形状により左右に傾くことがある。

切開する深さは開創器がかかる程度とし，棘突起を掘削した深さよりも浅くすると安全である。直角ゲルピ型の開創器をかけて左右に展開すると，靱帯は両側に分かれ，強いテンションがかかるとともに菱形の術野が形成される 図6 ， 図7 。

> **NEXUS view**
>
> 開創器の先端は鈍で短くなっているものを使用しないと，縦切した靱帯の間に開創器を挿入できなかったり，先端が靱帯を貫通して出血の原因となる。そのような開創器がない場合は，既存の開創器の先端を削ることで対応可能である。うまく靱帯が左右に分かれない場合，その原因は棘突起の皮質骨に削り残しのある場合がほとんどである。

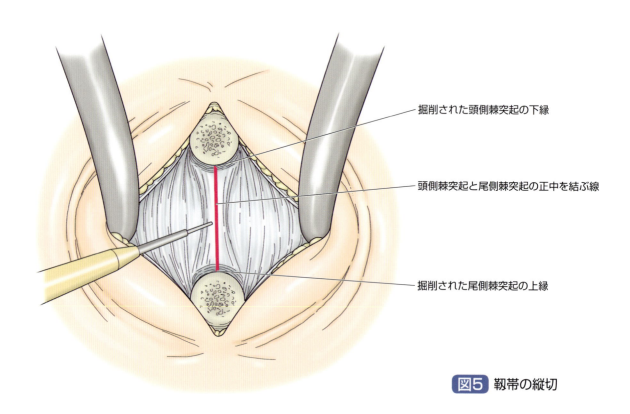

- 掘削された頭側棘突起の下縁
- 頭側棘突起と尾側棘突起の正中を結ぶ線
- 掘削された尾側棘突起の上縁

図5 靱帯の縦切

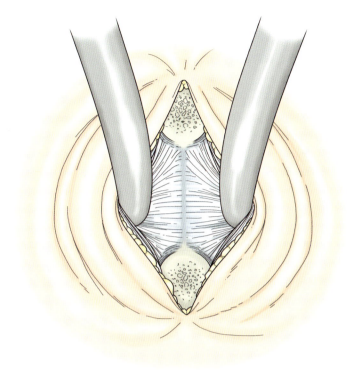

> **NEXUS view**
> 靱帯を切開する深さは開創器がかかる程度で,棘突起を掘削した深さよりも浅くすると安全である。

図6 開創器による展開①

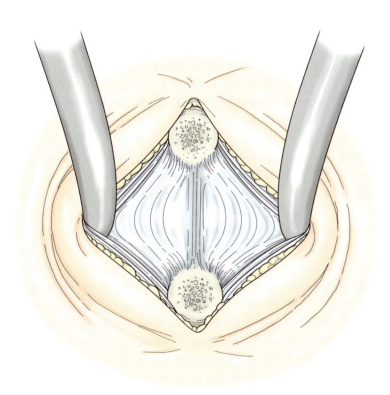

図7 開創器による展開②
（菱形の術野）

4 脊柱管への到達

脊柱管後壁の深度に到達すると，頭側の骨は尾側凸から頭側凸に，尾側の骨は頭側凸が直線状に変化する 図8a 。黄色靱帯の尾側付着部は椎弓腹側だけでなく椎弓背側にも広がっており，骨と靱帯の境界を確認しにくい。また，海綿骨成分が少ないので，骨が硬く掘削しにくい。そのため視野の邪魔になる靱帯は丁寧にトリミングして確実に視野を獲得してから掘削すべきである。

頭側・尾側ともに黄色靱帯付着部まで掘削できていれば，掘削部位から硬膜外脂肪組織が露出してくる。露出しない場合は，顕微鏡をさらに傾けて椎弓腹側を掘削すれば容易に付着部まで到達できる 図8b 。

NEXUS view

深部へ進むにしたがって，左右に骨を掘削する幅を大きくしていく必要がある。黄色靱帯は外側のほうが頭尾側方向に長いという特徴があることに留意する。すべりを有する症例では頭側椎弓腹側を正中から外側にかけて，ドーム状に十分掘削する必要がある。

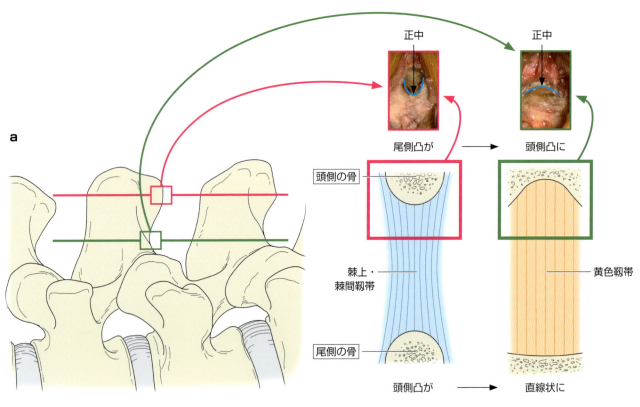

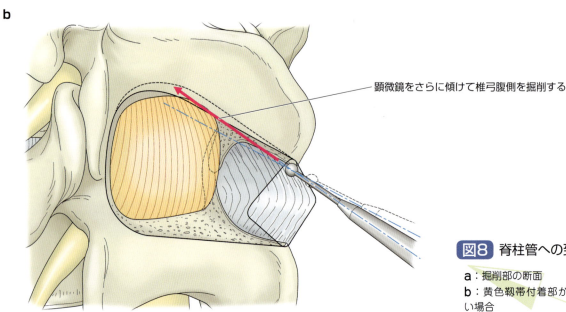

図8 脊柱管への到達
a：掘削部の断面
b：黄色靱帯付着部が露出しない場合

5 外側陥凹へ向けての掘削

　顕微鏡と手術台を傾けて，外側へ向けて掘削を行う．頭側と尾側を交互に掘削していくと，側方にレトラクトした棘間靱帯と黄色靱帯を結ぶ靱帯の一部が視野の妨げになるので，これを棘間靱帯付着部で切離する．鉗子や電気メスを用いて視野の妨げとなる軟部組織をトリミングし，掘削すべき骨を露出させ，常に骨と黄色靱帯の境界を明らかにしながら操作を進める 図9 ．骨を掘削する幅はハイスピードドリルの直径を目安に確認し，術前計画通りとなるようにする．

> **NEXUS view**
>
> 　十分な除圧と椎間関節の温存を両立させるために最も重要な手術操作である．顕微鏡と手術台の傾きを慎重に確認し，軟部組織は1mm幅でも視野にかかってくるようであればトリミングを行い，より丁寧な操作を心がける．外側陥凹の骨性狭窄因子を掘削した先には圧迫された神経根が存在することにも留意する．この手術操作におけるハイスピードドリル径は3mm程度が適切である．

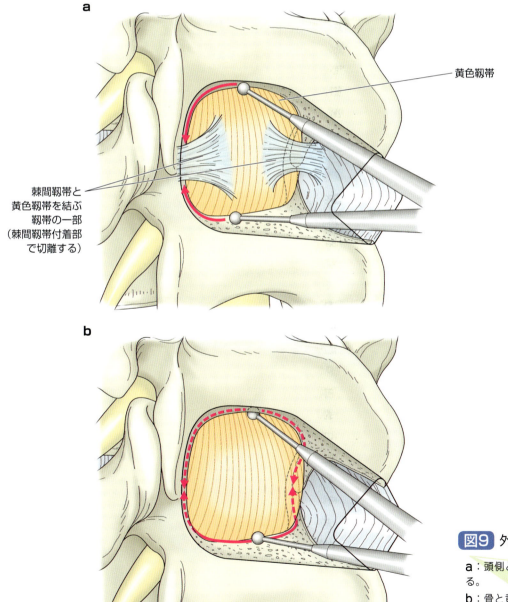

図9 外側陥凹への掘削
a：頭側と尾側を交互に掘削する．
b：骨と黄色靱帯の境界を明らかにしながら掘削する．
赤矢印は掘削方向を示す．

6 黄色靭帯の剝離・摘出，外側陥凹の除圧

　ハイスピードドリルで掘削した骨の辺縁は正中側に薄く張り出しているので，粘膜剝離子で黄色靭帯を骨から剝離し，硬膜との癒着がないことを確認してからケリソンロンジュールで骨のトリミング 図10 を行う。尾側椎弓では硬膜損傷が発生しやすいので特に慎重に行う。

　全周性に黄色靭帯を剝離した後，粘膜剝離子で硬膜との癒着を剝離し 図11a，できるだけ一塊として黄色靭帯を摘出する 図11b。piece by pieceに摘出することも可能であるが，硬膜管が膨隆して硬膜損傷が生じやすくなる。ケリソンロンジュールで残存した骨棘や靭帯を切除する。粘膜剝離子で椎弓根内側や骨の掘削縁を探索し，術前に検討した部位まで除圧できているかを確認する。

> **NEXUS view**
> 黄色靭帯の肥厚が著しい症例では，先に黄色靭帯の浅層を切除しておくと操作しやすい。椎間孔入口部は骨性狭窄が残存していることが多いので十分に注意を要する。

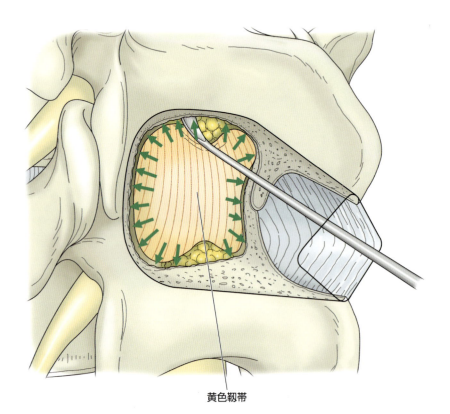

図10 黄色靭帯の剝離

黄色靭帯

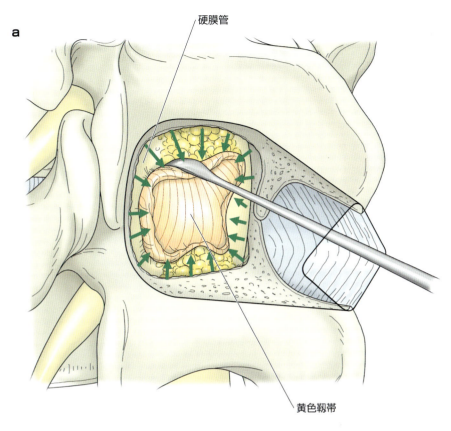
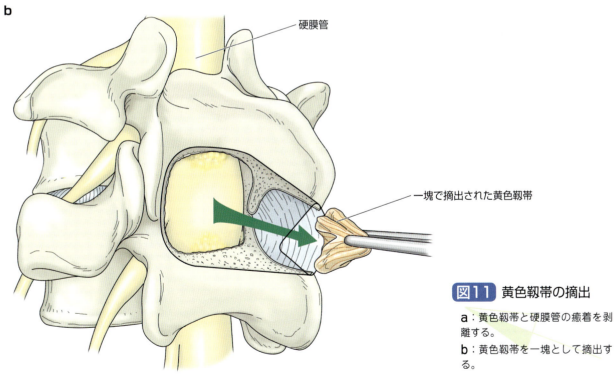

図11 黄色靱帯の摘出
a：黄色靱帯と硬膜管の癒着を剥離する。
b：黄色靱帯を一塊として摘出する。

7 神経根・椎間板の確認，ドレーンの設置・靱帯再建

神経根が癒着していれば分岐部から剥離した後レトラクトし，椎間板を確認する。ヘルニアの切除が必要な場合はこのアプローチで対応可能である。

術後硬膜外血腫の発生率を低下させる目的で，ドレーンを硬膜外腔の深部に留置する。ドレーン先端が刺入側と反対側に位置するように設置したのち，両側に展開した靱帯を縫合する 図12。

術後X線像で手術高位とドレーン先端の位置を確認したのち，体位変換し麻酔から覚醒させていく。

> **NEXUS view**
>
> ドレーンのガイドピンは直線型が多いので，曲げて刺入する。著者は一定の適切な位置に設置しやすいように半径の小さい半円状のガイドピンを作製して使用している。硬い材質のドレーン先端が硬膜に接すると術後ドレーン先端による硬膜損傷が起こりうる。
>
> ドレーンの固定に際しては，ドレーンに牽引力がかかって設置位置がずれたり，固定糸によるドレーンの閉塞が生じたりしないよう注意する。

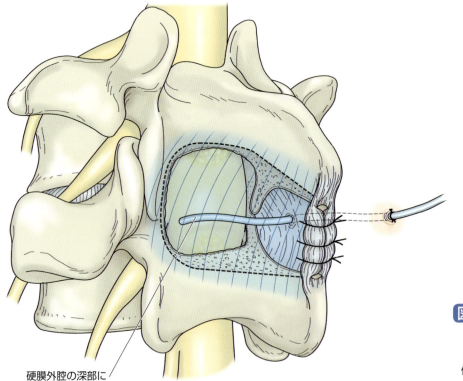

図12 ドレーンの設置と縫合

ドレーン先端が刺入側と反対側に位置するように設置する。

（硬膜外腔の深部に設置しているドレーン）

8 後療法,ほか

後療法
外固定は行わず,疼痛に応じて離床を許可する。

合併症
〈硬膜損傷〉
硬膜損傷の部位が正中に近く,縫合が必要であると判断した場合は,6-0あるいは7-0ナイロン糸で縫合し,吸収性組織補強材とフィブリン糊で修復を行う。骨の掘削縁に近い部位で硬膜損傷が起こった際には,ベンシーツで損傷部位をカバーしたうえで骨切除の範囲を拡大し,損傷部位の全貌を確認してから修復を行う。縫合が困難な部位の損傷に対しては,吸収性組織補強材とフィブリン糊で修復を行う。ドレーン吸引圧は低圧にセットする。

〈術後血腫〉
神経症状,創部出血の有無,ドレーン排液の量・性状を,ドレーン抜去後24時間経過まで8時間毎にチェックする。進行性の麻痺が出現した場合は,速やかに血腫除去術を施行する。

注意すべき病態
〈多椎間狭窄症例〉
除圧椎間に挟まれた棘突起は,骨切除量が多くなり棘突起骨折のリスクが高くなる。術前プランニングで最大限棘突起を温存できるようポータルを検討する。

〈変性すべりを伴った症例〉
変性すべりを伴った症例では外側陥凹の狭窄に加えて,頭側椎弓腹側と尾側椎体隅角の間にも狭窄が生じるので,頭側椎弓をドーム状に広く掘削することが必要である。掘削のプランニングは,将来すべりの進行や椎間高低下がどの程度生じるかを考慮して行う。

〈変性側弯を伴った症例〉
変性側弯を伴った症例では,症状の原因が脊柱管内の狭窄によるものかどうかの判断が難しい。手術適応は中心型狭窄による馬尾症状が主症状である症例を中心に考えるとよい。手術に際しては椎体のローテーションがあるので,顕微鏡と手術台を傾ける角度が左右異なることに注意する。

> **NEXUS view**
> 神経症状を正確に把握するため観察すべき事項について看護師に十分教育し,術後は看護師と連携を密に取るようにする。著者はドレーン抜去を排液が8時間あたり10g以下になった時点で行っている。

> **NEXUS view**
> 多椎間狭窄例では,解剖学的特徴から上位椎間ほど顕微鏡と手術台を左右に傾ける角度が小さくなり,手術は比較的容易になる。比較的手技が煩雑な下位椎間から手術を始めるとよい。
> 変性すべりを伴った症例では,除圧確認時に粘膜剥離子で椎間板レベルに生じる椎体後面の段差を触診し,プランニング通りに除圧できているかを確認する。

文献
1) Hatta Y, et al. Muscle-preserving interlaminar decompression for the lumbar spine: a minimally invasive new procedure for lumbar spinal canal stenosis. Spine 2009;34:276-80.
2) 八田陽一郎,ほか.腰部脊柱管狭窄症に対する筋肉温存型腰椎椎弓間除圧術(muscle-preserving interlaminar decompression:MILD).脊椎脊髄 2012;25(6):583-90.
3) 八田陽一郎,ほか.顕微鏡下筋肉温存型腰椎椎弓間除圧術.整・災外 2013;56:237-42.
4) 八田陽一郎,ほか:腰部脊柱管狭窄症に対する筋肉温存型腰椎椎弓間除圧術(MILD)の中期治療成績 -kissing spineの影響を含めて-.整・災外 2014;57:265-9.
5) Tonomura H, et al. Magnetic resonance imaging evaluation of the effects of surgical invasiveness on paravertebral muscles following muscle-preserving interlaminar decompression (MILD). J Spinal Disord Tech (in press).

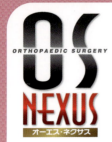

IV. 腰椎：腰部脊柱管狭窄症，すべり症

腰部脊柱管狭窄症に対する棘突起縦割式椎弓切除術

慶應義塾大学医学部先進脊椎脊髄病治療学　渡辺　航太

Introduction

術前情報

●適応と禁忌

脊柱管内病変を有する腰部脊柱管狭窄症，軽度のすべりを伴った腰椎変性すべり症が適応疾患である．椎間孔部狭窄や椎間孔外狭窄への適応はない．

当科での本術式の適応は①当該椎間の%slipが20%以下，②側方すべりを認めない，③後方開大10°以下，としている．

●麻酔

全身麻酔で行う．

●手術体位

腹臥位で，ホールフレームを使用して腹圧を下げることにより術中の出血を軽減する．

手術進行

1. 術前準備
2. 皮切と棘突起の展開
3. 棘突起の縦割
4. 除圧
5. 閉創
6. 初期の後療法

❶ 縦割術は腰椎の棘突起，棘上靱帯，棘間靱帯，傍脊柱筋，椎間関節といった腰椎の後方支持組織を温存し，術後創部痛の軽減や術後の椎間不安定性，遺残腰痛の軽減を目的とした手術である[1, 2]。

❷ 本術式は正中から術野を展開するため，術野のオリエンテーションの把握が容易で，神経除圧のための十分なワーキングスペースが得られる．

手術手技　L4/5の1椎間除圧

1 術前準備

　棘突起の形状（幅，先端から脊柱管までの長さ，大きさなど）や棘突起のアライメントをX線像やCTで術前にチェックする．棘突起を縦割する際の情報として有用である 図1 ．

　さらに，椎間関節の形状や脊柱管の形状，特に外側陥凹部の形状を十分に確認しておく．神経組織除圧の際に，どの程度の骨性要素の掘削が必要かどうかなどの有用な情報となる．

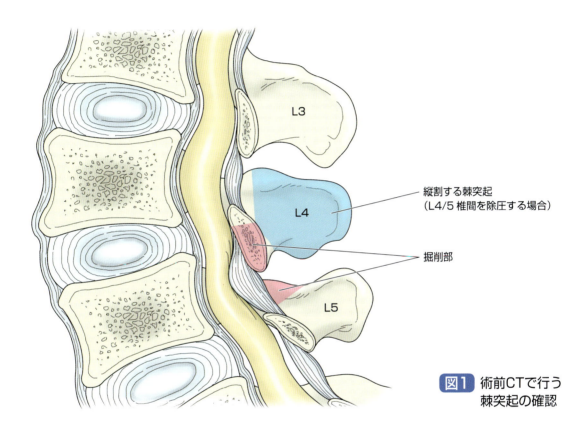

図1　術前CTで行う棘突起の確認

2 皮切と棘突起の展開

除圧椎間の頭側の棘突起を縦割する。L4/5椎間の除圧では，L4棘突起を縦割する。
皮切範囲はL4棘突起上縁からL5棘突起中央あたりまでで 図2 ，視野が狭い場合は，頭尾側にあと1cm程度は延長してもよい。メスで皮膚を切開した後，電気メスで皮下脂肪を切開し，棘突起の先端部を露出する。

> **NEXUS view**
> 棘突起の幅や位置がわかりにくい場合は，棘突起先端部から軟部組織を剥離して骨組織を露出するが，剥離は最小限にとどめる。ケリー鉗子やペアン鉗子で棘突起の両脇を筋膜上から抑え込むと，棘突起の正中をみつけるよい指標となる 図3 。

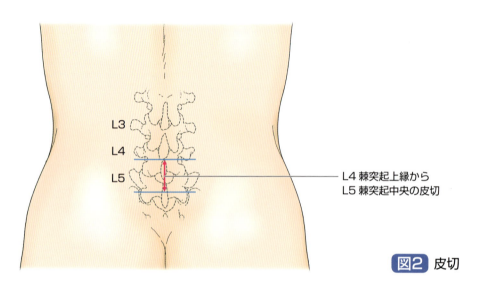

図2 皮切

L4棘突起上縁から
L5棘突起中央の皮切

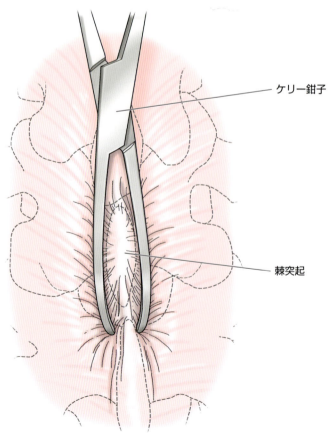

図3 ケリー鉗子による棘突起正中のみつけかた

ケリー鉗子で棘突起の両脇を筋膜の上から抑え込むように把持する。

3 棘突起の縦割

径2mmのエアトームで棘突起先端の皮質骨を縦方向に削り，棘突起を縦割するための溝を作製する 図4 。棘突起内の海綿骨が露出する程度でよい。

> **NEXUS view**
>
> 女性の場合はスパーテルを使用して，棘突起内の海綿骨を安全に縦割し，その後，ノミで頭尾側の皮質骨を縦割してもよい。棘突起の縦割後，付着する頭尾側の棘上靱帯と棘間靱帯をメスで縦割する。

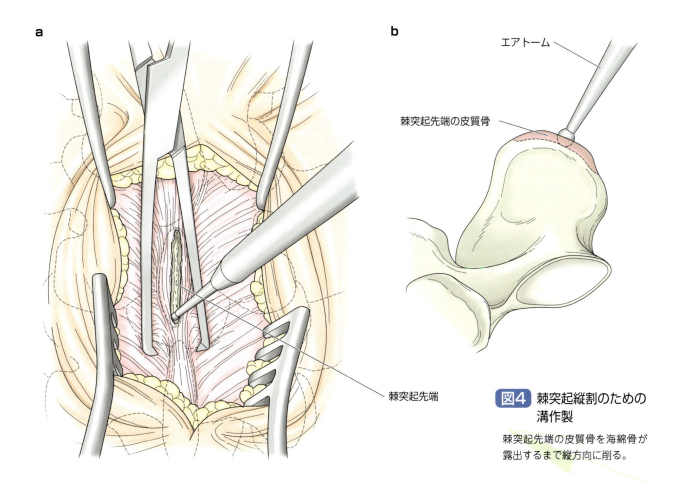

図4 棘突起縦割のための溝作製

棘突起先端の皮質骨を海綿骨が露出するまで縦方向に削る。

エアトームで作製した溝に直のノミを当てて，棘突起を縦割する 図5 。使用するノミは10mm幅程度が好ましい。まず，棘突起背側および頭尾側の皮質骨を十分に縦割する。深さは2cm程度を目安にする。曲がりノミで縦割した棘突起の基部を椎弓より分離する。コブエレベータを縦割した部位に十分に挿入して，外側に倒しながら椎弓から分離させてもよい 図6 。縦割した棘突起をさらに外側まで圧排することが可能になる。

　開創器をかけ，除圧椎間を露出する 図7 。開創器は軟部組織温存のため，ゲルピー型の製品が望ましい。外側への展開の際，通常L4/5の椎間関節を露出する必要はない。

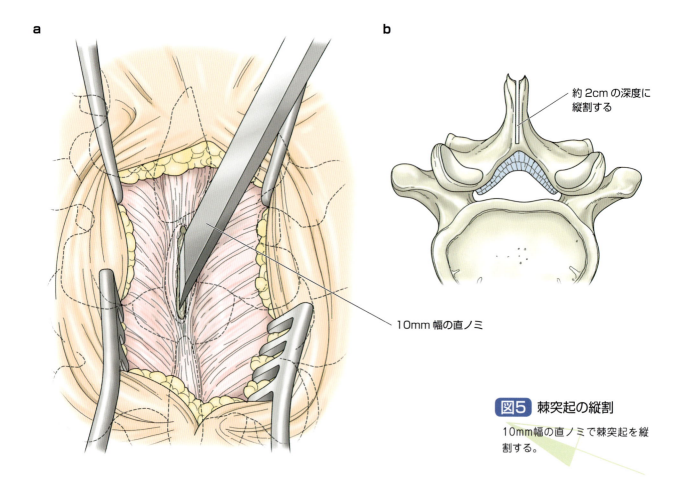

図5 棘突起の縦割
10mm幅の直ノミで棘突起を縦割する。

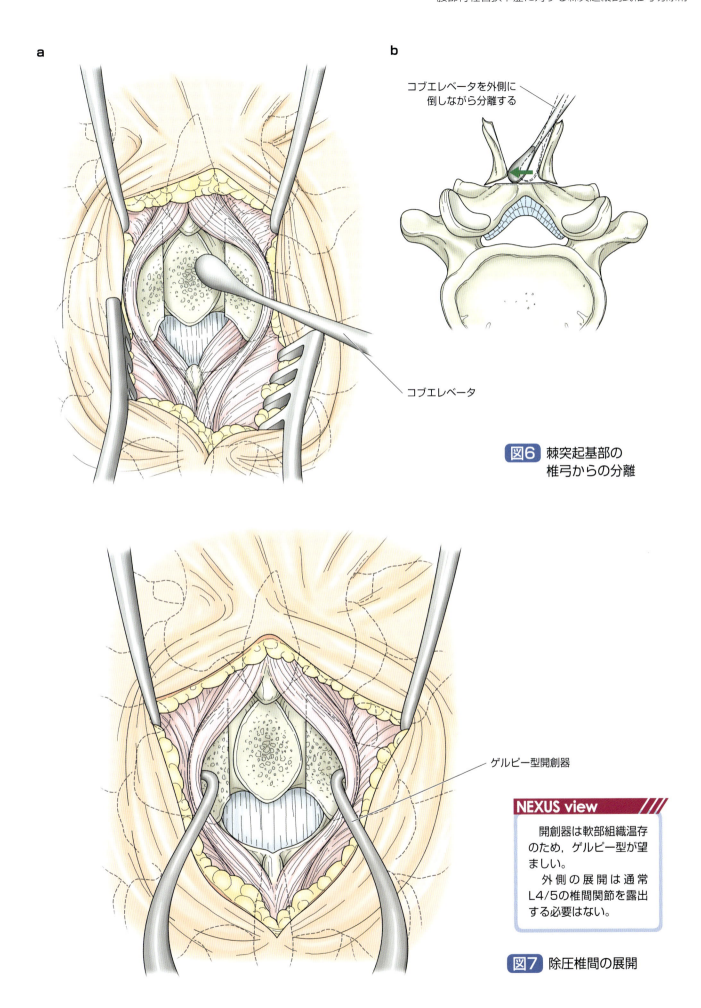

図6 棘突起基部の椎弓からの分離

図7 除圧椎間の展開

NEXUS view

開創器は軟部組織温存のため、ゲルピー型が望ましい。
外側の展開は通常L4/5の椎間関節を露出する必要はない。

4 除圧

　エアトームで黄色靱帯の周囲を掘削して黄色靱帯を露出する。黄色靱帯は，頭側はL4椎弓腹側下1/2程度まで，尾側は肥厚した黄色靱帯がL5椎弓の上縁に広範囲に付着している。そのため肥厚した黄色靱帯を適宜，鉗子で剥がすように菲薄化させていき，さらにL5椎弓上縁を一部掘削して，黄色靱帯の尾側付着部を遊離させる 図8 。

　頭側は付着する黄色靱帯の上縁が露出されるまでL4椎弓尾側を掘削する。外側は黄色靱帯が遊離するまで掘削する。下関節突起の内側を掘削すると，その下に上関節突起内側縁が確認できるので，同部をケリソン鉗子またはノミで切除し，外側陥凹部を開放する。

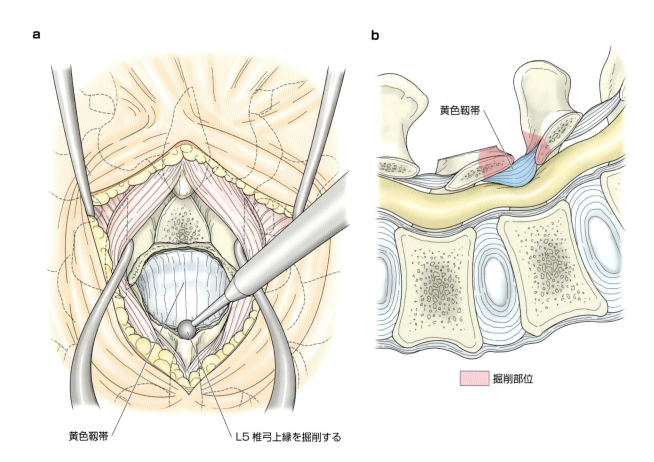

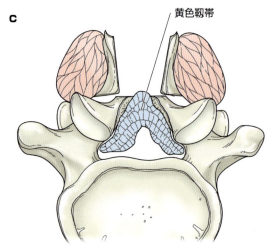

NEXUS view
黄色靱帯は，頭側はL4椎弓腹側下1/2程度まで，尾側はL5椎弓の上縁に付着している。

図8 黄色靱帯の露出〜切除

a, c：L5椎弓上縁を一部掘削して黄色靱帯の尾側付着部を遊離する。
b：黄色靱帯付着部

> **NEXUS view**
> 術前に外側陥凹部の形態を十分にチェックし,どの程度の切除が必要か計画しておく。これらの操作は黄色靱帯切除の前が望ましい。黄色靱帯で硬膜を保護できるため,硬膜損傷を予防できる。

　黄色靱帯の露出終了後,正中から黄色靱帯を穿孔して脊柱管内に進入する。同部から外側に向かって,硬膜に癒着する黄色靱帯を十分に剥離する。そして,黄色靱帯の付着部を十分に剥離し,黄色靱帯はできるだけ一塊として切除する。もちろんpiece by pieceでもかまわない。

　黄色靱帯除去後,神経根を確認し,周囲との癒着を剥離しながらスパーテルで内側によけ,十分な可動性があるかどうか確認する 図9 。スパーテルで保護しながら,残存する外側陥凹部の骨性要素や黄色靱帯を十分に除去する。

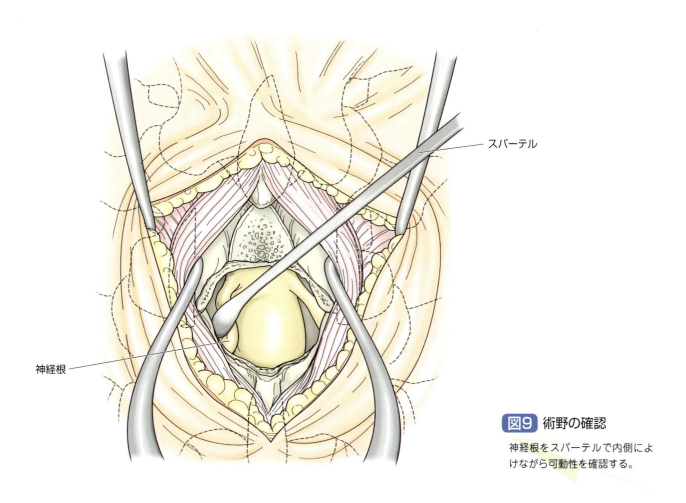

図9 術野の確認
神経根をスパーテルで内側によけながら可動性を確認する。

5 閉創

除圧終了後,硬膜外および筋層からの出血がないことを確認し,ドレーンを硬膜外に留置する。その後,縦割した棘突起の正中部に2mmのエアトームで穴を1〜2カ所作製し,非吸収糸を用いて棘突起を縫合,再建する 図10 。棘間靭帯も縫合する。皮下,皮膚の追層縫合を行い,終了する。

> **NEXUS view**
> 死腔の減少による硬膜外血腫の発生が懸念される。そのため,閉創前に十分な止血を行う。硬膜外からの出血はゼラチン製剤などを用いて止血する。開創器を外し,筋組織からの出血がないかどうか十分に確認する。ドレーンは確実に硬膜外に設置する。

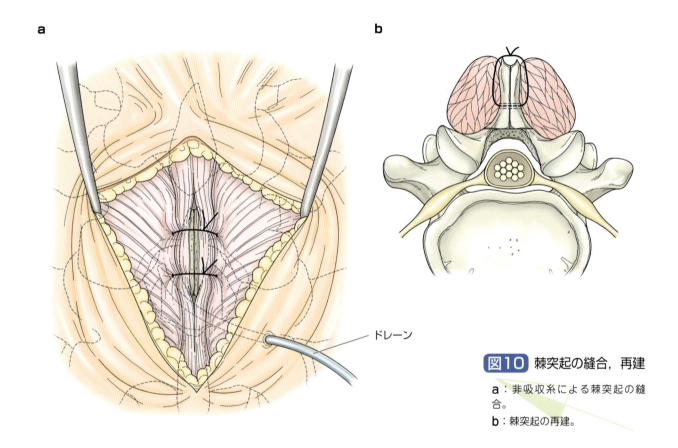

図10 棘突起の縫合,再建

a:非吸収糸による棘突起の縫合。
b:棘突起の再建。

6　初期の後療法

翌日より離床を許可し，7-10日で退院を許可する。創部内のドレーンは術後48時間以内に抜去する。創痛が強い場合，腰痛が強い場合は軟性のコルセットを着用するが，基本的に必要ない。

文献
1) Watanabe K, Hosoya T, Shiraishi T, et al. Lumbar spinous process-splitting laminectomy for lumbar canal stenosis. Technical note. J Neurosurg Spine 2005；3：405-8.
2) Watanabe K, Matsumoto M, Ikegami T, et al. Reduced postoperative wound pain after lumbar spinous process splitting laminectomy for lumbar spinal canal stenosis - A randomized controlled study. J Neurosurg Spine 2010；in press.

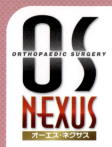

Ⅳ. 腰椎：腰部脊柱管狭窄症，すべり症

内視鏡下片側進入両側除圧術（MEL）

川崎医科大学脊椎・災害整形外科学　**中西　一夫**
川崎医科大学脊椎・災害整形外科学　**長谷川　徹**

Introduction

　近年，脊椎外科領域にも内視鏡が導入され，低侵襲な手術として普及してきている。脊椎内視鏡手術は，1997年にFoleyら[1]によって腰椎椎間板ヘルニアに対する手術として開発されたが，現在では腰部脊柱管狭窄症[2]だけでなく，胸椎や頸椎の手術にも応用されている。さらにわが国は超高齢社会に突入し，腰部脊柱管狭窄症の患者は増加の一途をたどっている。高齢者においても侵襲が少ない手術が望まれ，また麻酔科による周術期管理の向上も相まって，今後ますますニーズが高まることが予想される。これまで，腰部脊柱管狭窄症に対する内視鏡下除圧術の手術手技の報告は数々見受けられる[3~6]ので参考にしていただきたい。

　著者らが行っている片側進入両側除圧（内視鏡下椎弓切除術，microendoscopic laminoplasty；MEL）の利点は，侵襲が少なく，棘突起や後方靱帯組織を温存することでextension block機能が保たれることである。

術前情報

●適応

　一般的な腰部脊柱管狭窄症に対する手術適応に準じる。つまり，保存療法に抵抗性で，麻痺や膀胱直腸障害の伴うものである。すべりの高度なもの，変性側弯の高度なものに対しては適応外としている。しかし，すべりが軽度で，腰痛や不安定性がないものに関しては本術式を選択している。

　多椎間の狭窄症例に関しては，著者らは原則3椎間除圧までにしているが，術前の責任病巣の診断を確実に行い，術者の技量と患者の全身状態によって判断している。

●術前準備

　内視鏡手術において，術前にCTやMRIをチェックするのが最も重要である。脊柱管の大きさ，椎弓や椎間関節の形状を確認し，実際の手術の流れをイメージトレーニングしておく。棘突起が傾いていたり，椎弓幅が小さい症例や椎間関節の変形が高度で円筒型レトラクターの設置が困難な場合もある。また黄色靱帯の骨化や石灰化などがあれば硬膜と黄色靱帯が癒着していることがあり，術前より心構えをしておくほうがよい 図1 。また，3D-CTを撮っておけば，椎間関節の高度変形や椎弓間が狭い症例のときなどにはオリエンテーションをつけるのに役立つ 図1f 。

手術進行

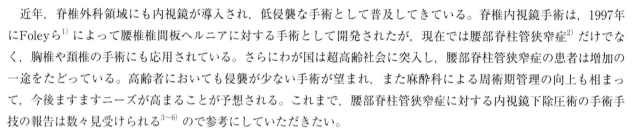

1. 進入側の決定
2. 皮膚切開
3. 円筒型レトラクターの設置
4. 骨性圧迫の除圧
5. 黄色靱帯性圧迫の除圧
6. 除圧の確認
7. 閉創
8. 後療法
9. 合併症

内視鏡下片側進入両側除圧術（MEL）

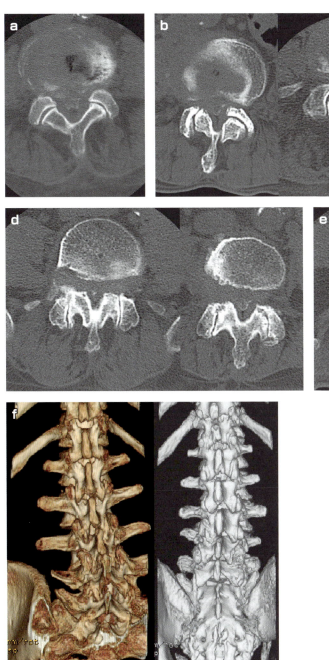

図1 術前のCT
a：一般的な形状である。
b：棘突起が変形している。
c：椎間関節が変形している。
d：椎弓の幅が狭い。
e：黄色靱帯が石灰化している。
f：3D-CT

145

●手術器械の準備

腰椎椎間板ヘルニアのときのMED（microendoscopic discectomy, 内視鏡下腰椎椎間板摘出術）の手術器械とほぼ同じで，内視鏡用モニター，内視鏡用光源，イメージを準備する。内視鏡モニターは頭側に配置する。モニターシステムでは，MetRx®のモニターシステムとStryker製の1体型モニターシステムがあるが，ハイビジョンモニターを用いれば従来の38万画素から130万画素になり，顕微鏡にも引けを取らない鮮明な画像で安全に手術が行える。

斜視鏡の手術なので，先の曲がったバイポーラーや，ケリソン鉗子（Yケリソン鉗子，Tケリソン鉗子）やサージエアトーム（ソファモア・ダネック製マイダスレックスやNSK製primado）などが有用である。サージエアトームはダイヤモンドバーのみ使用している。骨切除は大きめの径4.5mmのダイヤモンドバーを使用し，反対側を削る場合には小さい径3.0mmのダイヤモンドバーを使用している 図2a 。径4.5mmを使用するのには時間短縮もあるが，バーの側面を利用して進入側などの骨を掘削するのに有用である 図2b , 図8a 。

合併症の発生などでオープンでの手術を要する事態が想定される場合，オープンでの腰椎手術セットを待機させておくべきである。

●手術体位

透視の入る手術台にて，腹圧を取る一般的な腰椎手術の体位でよい。

本術式においては，レベル誤認がある一定の確率で起こるので注意が必要である。日本整形外科学会脊椎脊髄病委員会が行った2013年の1年間の内視鏡視下手術集計では，MEDシステムを用いた手術におけるレベル誤認は全体の0.05％であり，これは発生したインシデント中の2.1％にあたる。レベル誤認に気付かないまま進入し，健常組織に対して侵襲を加えるようなことは避けなければならない。

> **NEXUS view**
>
> レベル誤認は，目的椎間よりも頭側椎間に向かって誤進入することが多い。これは椎弓後面が尾側から頭側にかけて腹側に傾斜していて，ダイレーター挿入時に先端が椎弓後面をすべり，頭側椎弓間へと進入することになる解剖学的要因も1つの原因に考えられる。
>
> 正しく目的椎間に到達するためには，体位を含めて患者のセットアップから準備を始める必要がある。基本的には，正確な腰椎正面・側面像が得られるようにX線透視装置を設置する。重要な点は，該当する椎体・椎間板腔を床に垂直となるように手術台の傾きを調整しておくことである。この操作によって，目的椎弓間へのアプローチが垂直方向での操作となり，レベル誤認を防ぐことに役立つ。

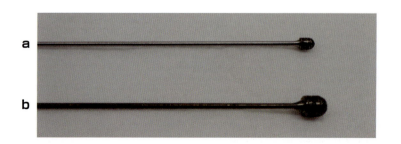

図2 ダイヤモンドバー
a：径3.0mmダイヤモンドバー。反対側の骨を削る。
b：径4.5mmのダイヤモンドバー。バーの側面を利用して骨を掘削する。

手術手技

1 進入側の決定

基本的には症状側より進入するが，前述のように棘突起が傾いていたり，椎間関節の変形が高度で円筒型レトラクターの設置が困難な場合には，症状側にこだわらず反対側から，また変性側弯がある場合には凸側から進入するほうがやりやすいこともある図1b，図1c。術前の評価が重要である。

2 皮膚切開

正中より約1cm外側で当該椎弓間に約2cmの皮膚切開（皮切）を加える。円筒型レトラクターは16mmもしくは18mmの2つであるが，finger navigationを行うために指が入る程度の2cmの切開としている。さらに，著者らはレベル誤認を避けるために，まず，正確な側面透視下に当該椎間の上位下位それぞれの椎体の椎弓根に一致させて体表面にKirschner wire（K-wire）をあてがう[8]。次に，このK-wireを体表側面に固定したままワイヤー先端を棘突起列に直角になるように体表を沿わせながら曲げていく。透視下にK-wireが1本としてみえることを確認してその位置をマーキングする。棘突起列中央から約1cm外側に引いた長軸線と交わる点同士を結んだ位置を皮切線としている図3a。2椎間であれば，2つの皮切の中間での2cmとしている。吉田らの報告[2]では1カ所の皮切から最大3椎間まで除圧可能としているが，著者らは3椎間であれば，図3bのような皮切としている。

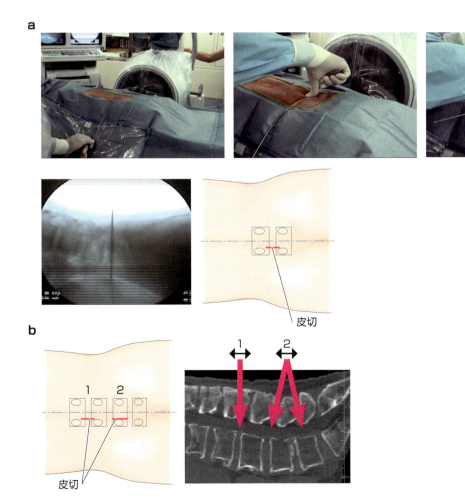

図3 皮切
a：1椎間除圧時の皮切。
b：3椎間除圧時の皮切。
（文献8より）

3 円筒型レトラクターの設置

皮切および腰背腱膜，筋膜を切開し，この時点でしっかり止血しておく。筋膜は皮切より頭尾側に大きめに切開したほうが，円筒型レトラクターのwanding操作がしやすい。2椎間の手術ではさらに筋膜を大きめに切開しておく。

多裂筋間は示指を愛護的に筋間を裂くように挿入し，椎弓，棘突起起始部，椎間および椎間関節を触知する（finger navigation，図4a）。そして指尖部で軟部組織をある程度剥離しておく。

続いて，径5.3mmのダイレーターを用いて上位椎弓下縁を触知する図4b。

> **NEXUS view**
> 　上位椎弓下縁を触知するとき，ダイレーターが垂直方向に挿入されていることを確認しながら行うが，もし先端が頭側に向かっている場合には上位レベルへの誤進入の可能性がある。椎弓間へのアプローチの時点で，最初に径5.3mmダイレーターを用いて上位椎弓下縁の軟部組織を含めた骨膜を十分剥離しておくことが，視野展開を簡単にするコツである図4b。

この操作によって椎弓下縁までの進入路が確保され，内視鏡視した場合，軟部組織による視野の妨げを少なくし，椎弓下縁を視野に捉えやすく，オリエンテーションが容易となる。しかし，径5.3mmダイレーターは容易に椎弓間腔に入るので注意が必要である。著者らは図4c-②のような剥離子を用意しているが，小さい骨膜剥離子図4c-①を使用しても安全に骨膜下に剥離を進めることができる。

その後，順次ダイレーターを挿入し，円筒型レトラクターを設置する図5。続いて，円筒型レトラクター内の軟部組織を除去する。

> **NEXUS view**
> 　軟部組織を除去する際，常に無血野を確保しながら行うことが大切である。不用意にヘルニア鉗子で筋肉組織を引っ張りながら摘出すると，筋肉断端がチュブラーレトラクター外へ引き込まれて出血することがあり，止血操作が非常に困難になる。まず円筒型レトラクター内の壁にバイポーラの双極子を沿わせるようにして全周性に凝固しておく。そして，くり抜くようにしてチュブラーレトラクター内の軟部組織を摘出すれば，出血させることなく短時間で軟部組織の除去を完了することができる。

軟部組織の除去がある程度終わった時点で，X線透視装置を用いて確認する。

円筒型レトラクターの選択についてはさまざまな議論がある。18mmのほうがワーキングスペースが広く，初心者には有効であるという説と，16mmのほうがwandingしやすく，初心者にはよいという説などがある。確かに18mmであれば，椎弓の幅が狭い症例や椎間関節が変形して膨隆している場合にレトラクターが椎間関節に乗ってしまい，やりにくい症例も経験する図5d。術者の技量と個々の症例に応じて使い分けるのがよいと考える。

内視鏡下片側進入両側除圧術（MEL）

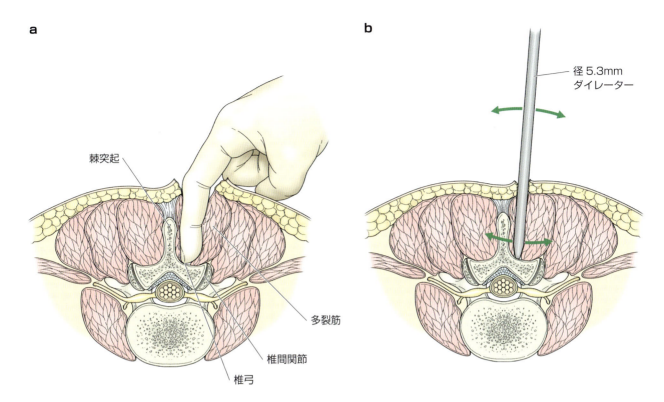

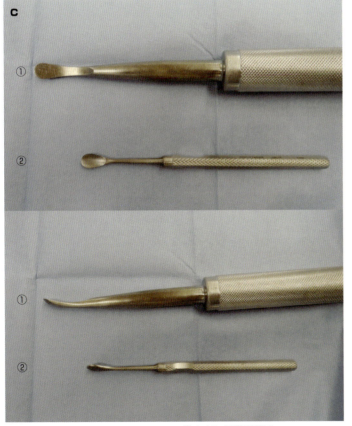

①小さい骨膜剥離子
②著者らが使用している骨膜剥離子

図4 進入路の確保

a：finger navigation
b：径5.3mmダイレーターによる骨膜剥離
c-②：著者らが使用している骨膜剥離子

149

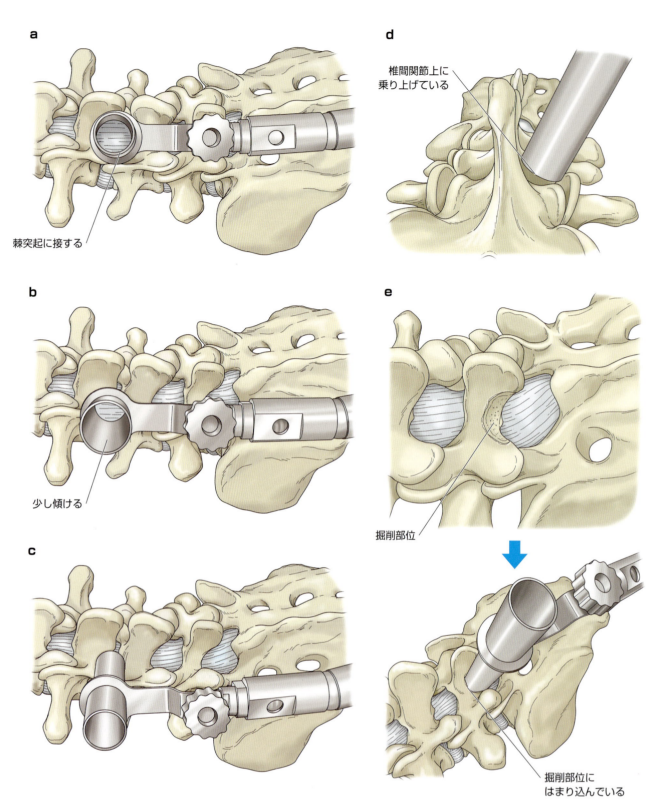

図5 円筒型レトラクターの設置位置

a：進入側の除圧時
b：棘突起起始部の除圧時
c：反対側の除圧時
d：設置当初，円筒型レトラクターは椎間関節の上に乗り上げて安定しないことが多い。
e：円筒型レトラクターが掘削部位にはまり込むようになると安定する。

4 骨性圧迫の除圧

最初に円筒型レトラクターを棘突起に接するように立てて図5a，上位椎弓下縁の骨を径4.5mmサージエアトームで掘削していく図6a。上位椎弓下縁は黄色靱帯が付着する椎弓下縁約1/2（椎弓峡部）まで削り図6b，骨を薄くしていくと黄色靱帯が透けてみえてくるので付着部がわかる図6c。

続いて尾側の下位椎弓上縁の骨切除を行う図7a。下位椎弓には黄色靱帯浅層が覆っているので，まず椎弓および棘突起起始部に付着した黄色靱帯浅層をある程度剥離もしくは切除しておく必要がある図7b，図7c。尾側の下位椎弓上縁の骨切除は上位椎弓下縁と異なり，約1/3程度の切除で黄色靱帯付着部となる図7d，図7e。黄色靱帯のクッションがなくなり，すぐに硬膜が出てくるので注意を要する。

最後に進入側外側（椎間関節内側）の骨切除を行う。椎間関節関節包をなるべく傷めないように，まず径4.5mmサージエアトームの側面を使って削っていき図8a，その後，弯曲したノミやケリソン鉗子を駆使してトランペット状に除圧を行う図8b。このとき円筒型レトラクターをなるべく棘突起に接するように立てておくことが重要である図8c。

> **NEXUS view**
>
> 進入側外側の骨切除時点では，著者らは黄色靱帯の付着部を確認しても完全に剥離はしていない。なぜなら剥離すると黄色靱帯が浮き上がり，反対側の操作が困難になるからである。反対側の骨処置が終わるまではある程度のメドが立った時点で一旦中断し，反対側の操作に移る。

続いて，円筒型レトラクターを傾けて棘突起起始部の皮質骨を掘削していく図5b。掘削に伴い，円筒型レトラクターが掘削部位にはまり込むようになって安定し，より深部の作業も楽になる図5e。このとき円筒型レトラクターを倒しすぎないように，術前のプラン通りの角度を保つ。棘突起起始部から棘突起下部の皮質骨を切除すると，棘突起骨内中央の海綿骨部分（トライアングル）がみえてくる図9a，図9e。このトライアングルの海綿骨を除去するように掘削していくと容易に反対側の棘突起の皮質骨や椎弓内に至る図9b，図9f。椎弓の腹側の骨皮質は，先に海綿骨を削り込んだあとから，床を落とすようにサージエアトームで削ると図9c，黄色靱帯がクッションとなり，安全に骨切除が可能である。トライアングルが小さい場合や反対側の椎弓内を削るときには径3.0mmのダイヤモンドバーに変更する。続いて，残った外側陥凹部はサージエアトームやノミやケリソン鉗子で切除する図9d。

ME-OTT（microendoscopic over-the-top laminoplasty）の手技[7]では，反対側の骨切除はノミにて一塊に切除が可能で，手術時間の短縮が可能である。しかし，ノミの角度を倒しすぎると過切除になるので，反対側の椎弓や椎間関節の形状をしっかり熟知しておく必要がある。

術前の計画通りに骨性の除圧を行うと図10のようになる。

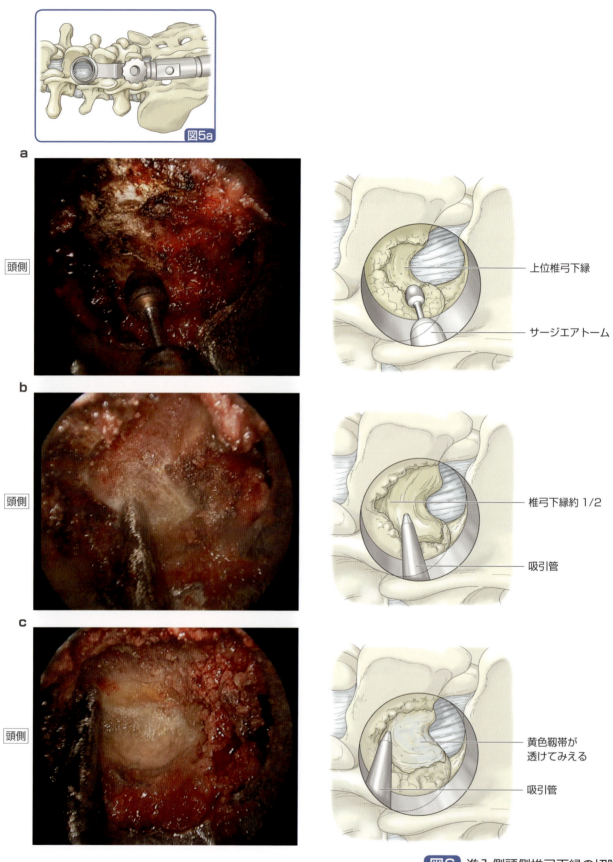

図6 進入側頭側椎弓下縁の切除

a：上位椎弓下縁の骨を掘削する。
b：黄色靱帯付着部（椎弓下縁約1/2，椎弓峡部）まで削る。
c：骨を薄くしていくと黄色靱帯が透けてみえ，付着部がわかる。

内視鏡下片側進入両側除圧術（MEL）

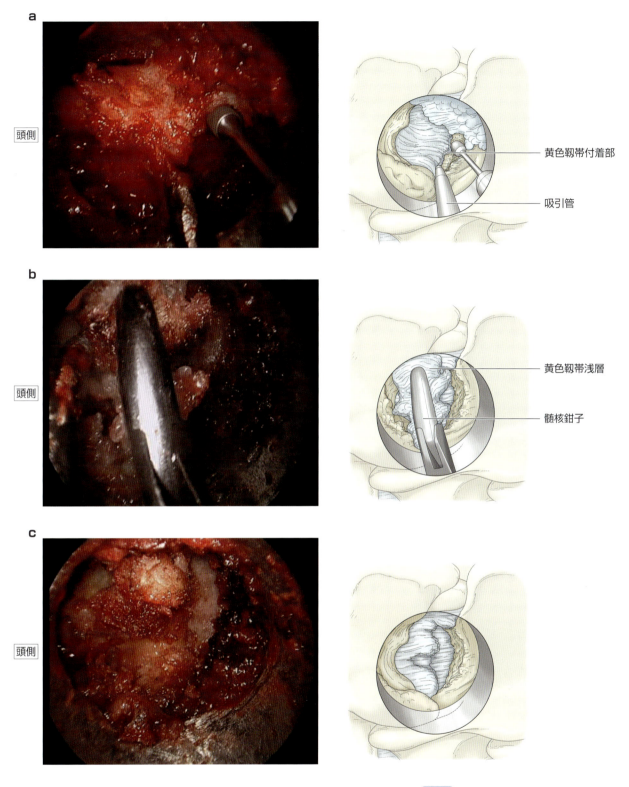

図7 進入側尾側椎弓上縁の切除①

a：尾側の椎弓上縁は約1/3の切除で黄色靱帯付着部になる。
b：黄色靱帯の浅層は可及的に除去する。
c：黄色靱帯の浅層除去後

153

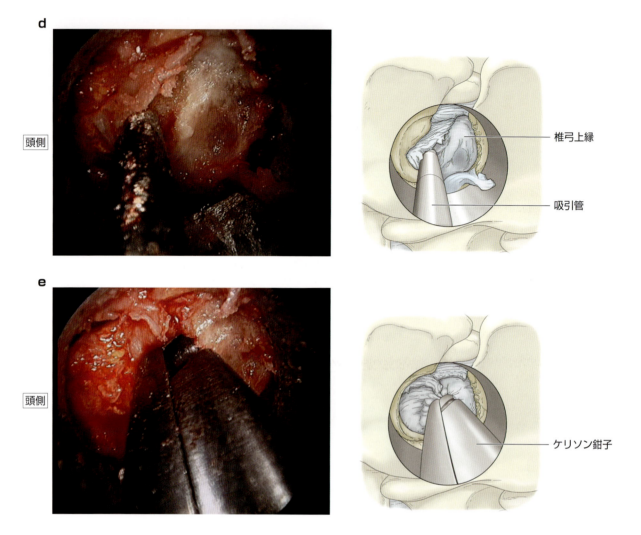

図7 進入側尾側椎弓上縁の切除②

d：進入側尾側の椎弓上縁を掘削する。
e：椎弓上縁の骨を切除する。黄色靱帯付着部を確認しても完全に剥離はしない。

内視鏡下片側進入両側除圧術（MEL）

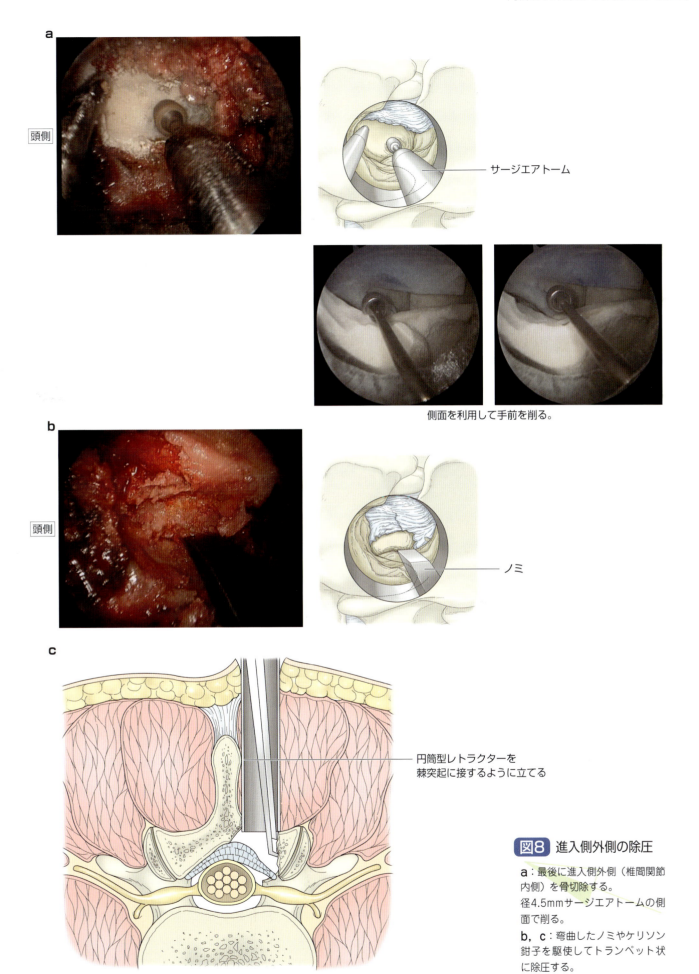

図8 進入側外側の除圧

a：最後に進入側外側（椎間関節内側）を骨切除する。
径4.5mmサージエアトームの側面で削る。
b, c：弯曲したノミやケリソン鉗子を駆使してトランペット状に除圧する。

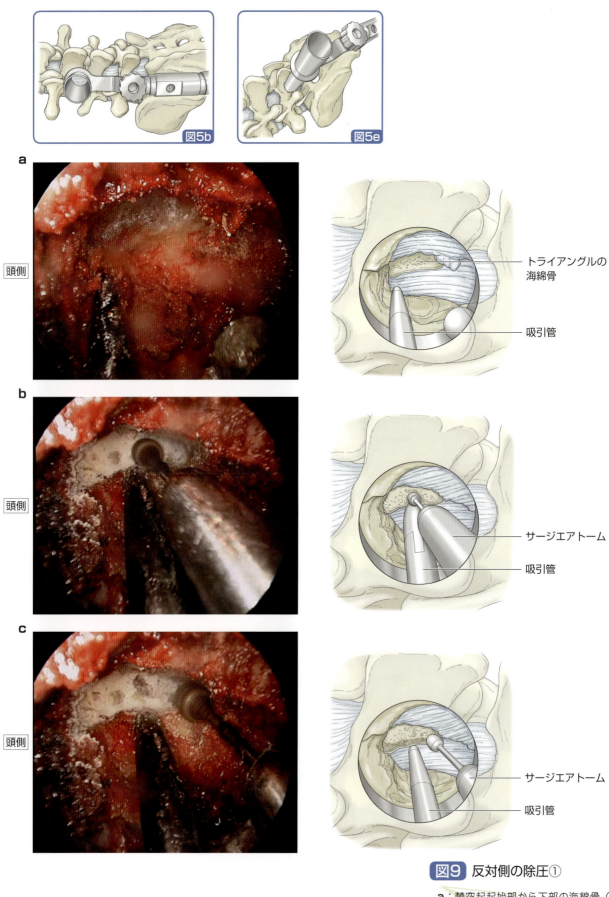

図9 反対側の除圧①
a：棘突起起始部から下部の海綿骨（トライアングル）を切除する。
b：反対側椎弓内の海綿骨も削る。
c：椎弓腹側の骨皮質はサージエアトームで床を落とすように削る。

内視鏡下片側進入両側除圧術(MEL)

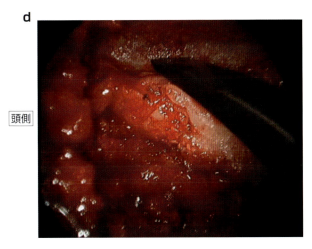
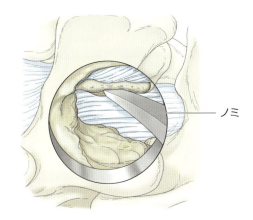
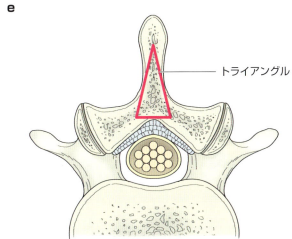
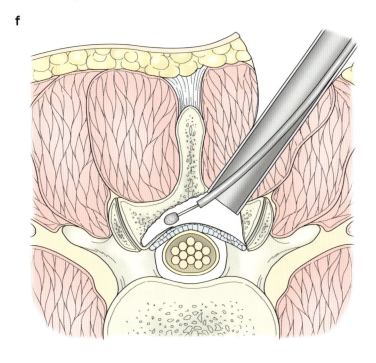

図9 反対側の除圧②
d：外側陥凹部はノミやケリソン鉗子で切除する。
e：棘突起骨内中央の海綿骨部分（トライアングル）。
f：反対側の椎弓を切除する。

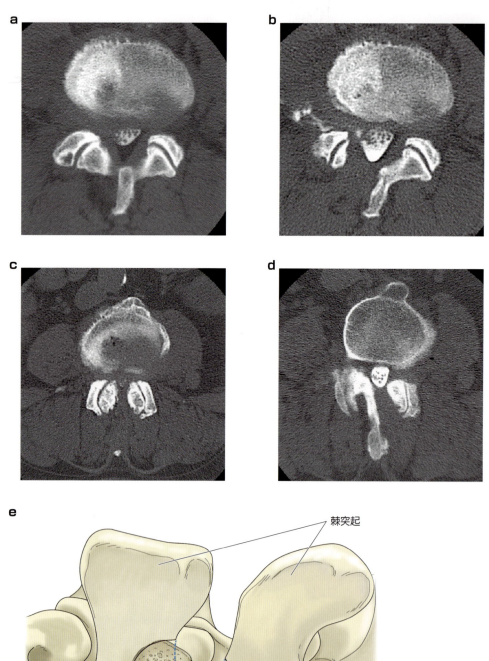
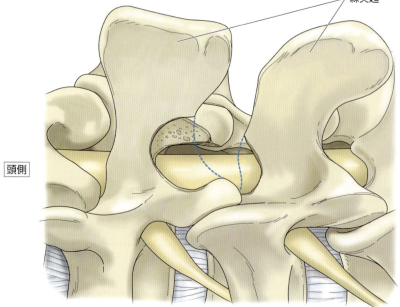

図10 除圧術後のCTと掘削後のイメージ

a：術前
b：術後
c：術前
d：術後
e：掘削後のイメージ
青点線が掘削前の骨輪郭

棘突起

5 黄色靱帯性圧迫の除圧

両側の骨切除が終わると黄色靱帯が少し浮上してくる 図11b 。ボールプローブや神経ベラや鋭匙などを用いて反対側の黄色靱帯の骨付着部を剥離していくと，黄色靱帯が背側に浮動し，硬膜の膨隆と拍動が黄色靱帯越しに確認できるようになる 図11d 。

黄色靱帯は正中の結合部分を境に蝶が羽を広げたような形をしている。正中の結合部分は容易にスプリット可能なので 図12a ，正中でスプリットして左右それぞれの黄色靱帯を摘出する 図12b 。骨付着部よりきれいに剥離できていれば一塊で摘出できるが 図12c ，この際にボールプローブや神経ベラなどで硬膜との癒着を剥がしながら摘出する 図12d 。高度な癒着があれば，無理に剥がして摘出せず，可及的に黄色靱帯を切除し，癒着部分のみを残すようにしている。

> **NEXUS view**
>
> 骨性と黄色靱帯性の圧迫の除圧過程において重要なこと
> ①黄色靱帯というクッションのある状態で骨切除を行い，神経のレトラクトはなるべく控える。
> ②骨切除時には，黄色靱帯の正中結合部の脂肪をメルクマールとして左右バランスよく除圧していく。
> ③視野やワーキングスペースの確保するために，骨切除が完了するまでは黄色靱帯を完全に剥がさない。
> ④黄色靱帯をpiece by pieceに切除するときにも，反対側→進入側→反対側と左右バランスよく除圧していくほうが神経にかかる負担が少なくなる。

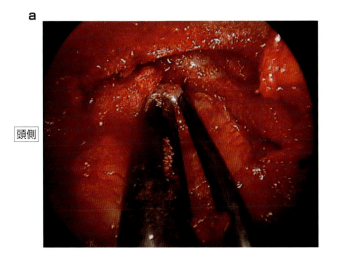
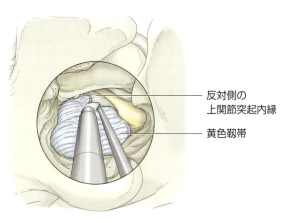

図11 黄色靱帯付着部の剥離①

a：反対側の上関節突起内縁が残ることが多いので，黄色靱帯を残したまま，ノミなどで切除する。

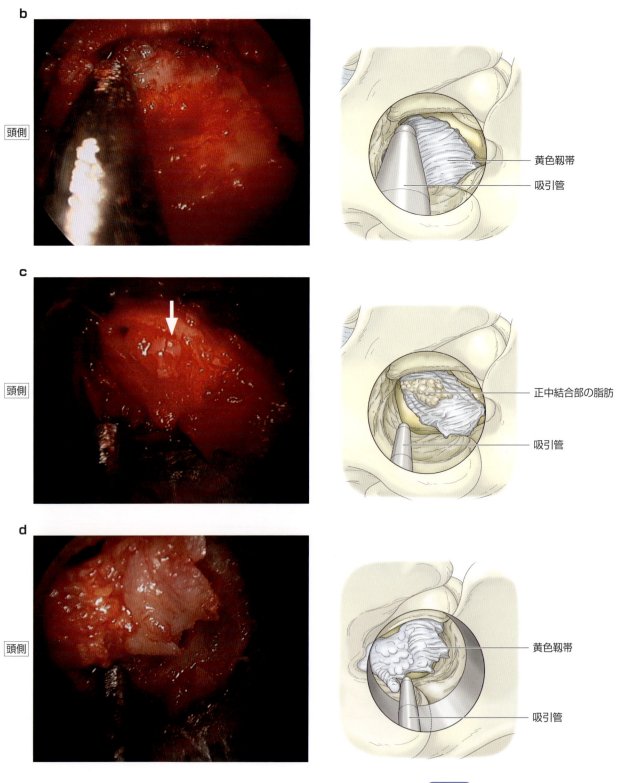

図11 黄色靱帯付着部の剥離②

b：ボールプローブや鋭匙などで剥がすと黄色靱帯が手前に浮いてくる。
c：黄色靱帯の正中結合部の脂肪がみえ，正中部がわかる（白矢印）。
d：進入側の黄色靱帯を剥がすと，全体的に黄色靱帯が背側に浮動する。硬膜の膨隆と拍動が黄色靱帯越しに確認できる。

内視鏡下片側進入両側除圧術（MEL）

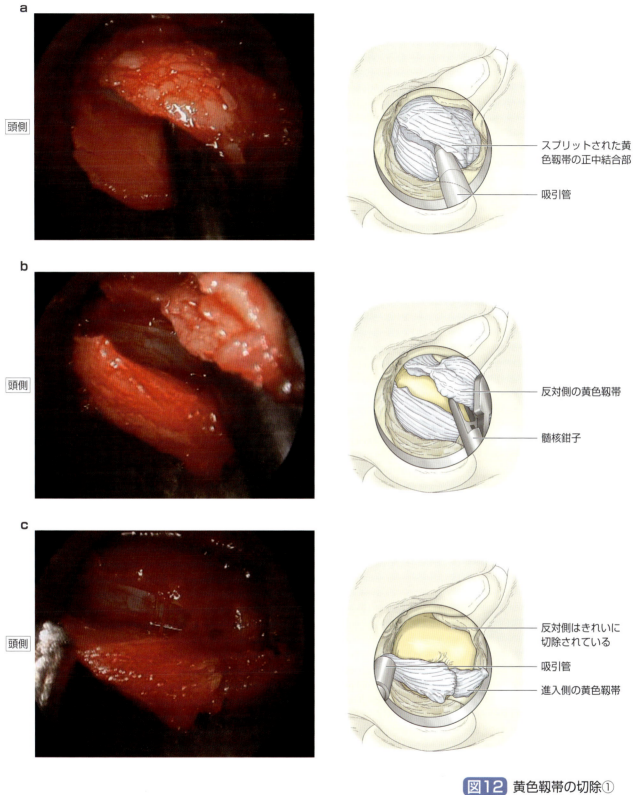

図12 黄色靱帯の切除①

a：黄色靱帯の正中結合部分はプローブなどで容易にスプリットすることができる。
b：左右それぞれの黄色靱帯を摘出，まずは反対側より摘出する。
c：黄色靱帯付着部より剥離していればほとんど一塊で摘出できる。

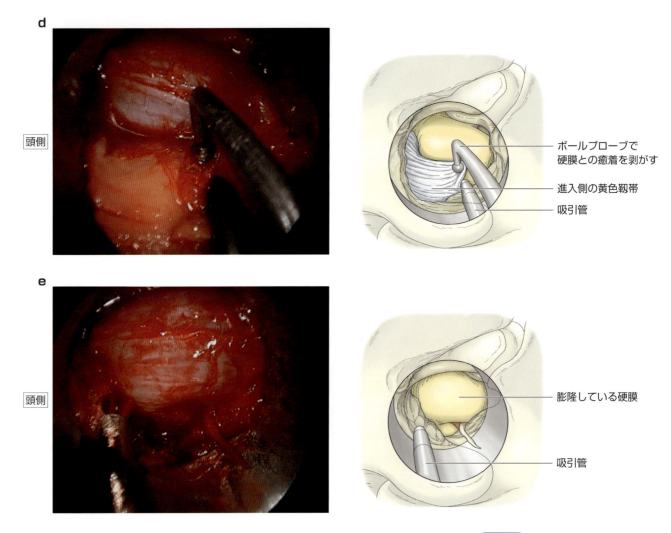

図12 黄色靱帯の切除②

d：最後に進入側の黄色靱帯を硬膜との癒着を剥がしながら摘出する。
e：黄色靱帯を切除すると硬膜が膨隆してくる。

6 除圧の確認

硬膜の膨隆および拍動 図12e，神経根の除圧を確認する 図13 。このとき初めて神経をレトラクトし，神経根の除圧の確認や，残った黄色靱帯や骨の追加切除を行う。神経をレトラクトしての操作をなるべく控えることが神経にとって愛護的で重要である。

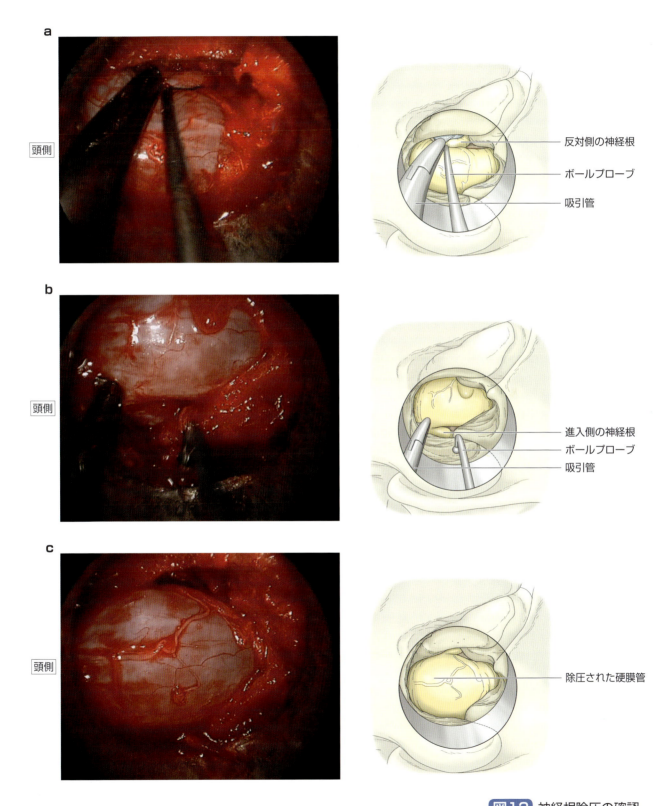

図13 神経根除圧の確認

7 閉創

止血を確認し，ドレーンを留置し，閉創する。

著者らは，筋膜を閉じるまではドレーン先を吸引チューブに接続し，時折，温かい生理食塩水（生食水）を注射器で脊柱管内に注入し，洗浄しながら閉創している。ドレーン先は下位もしくは上位椎弓の上にきっちりと配置するようにしている。

8 後療法

翌日よりコルセットにて離床許可している。コルセットは不要であるとの意見が多いが，著者らは血腫予防および患者教育も兼ねて装着してもらっている。

ドレーンは2日目に抜去する。

9 合併症

レベル誤認

内視鏡下手術では，限られた視野の中での操作を行うのでdisorientationに陥りやすい。術前計画や手術体位の工夫などをしっかり行うことが大切である。術中におかしいと思えば，何度でもX線透視装置にて確認することが重要である。

硬膜損傷

硬膜損傷は，内視鏡手術のモニター内の二次元画像を頭の中で立体視すること，斜視鏡による独特の視野などにより，導入初期の手術で起こる可能性が高い合併症である。ケリソン鉗子などでのブラインド操作，癒着を剥がさず不用意に黄色靱帯などを切除する際に起こりやすい。サージエアトームやケリソン鉗子やノミなどの刃物器械を使用するときはなるべく黄色靱帯のクッション上で行うほうが安全である。また斜視鏡の利点を生かして，器械の先端を直視しながら慎重に癒着を剥離しながら除圧する。神経のレトラクトはなるべく控える。

もし硬膜損傷を起こした場合には，多くの場合はピンホールであり，フィブリン糊の塗布で対応が可能である。孔が大きく，馬尾神経の陥頓がみられる場合には速やかにopen conversionに移る準備をする。パッチテクニックや内視鏡下の縫合術などの報告もされている。

硬膜損傷した術後のドレーンは吸引をかけず，自然圧にし，十分な補液を行う。

硬膜外血腫

多かれ少なかれ術後の血腫はどの症例でも起こしていると考える。特に内視鏡手術は閉鎖的で狭い空間での手術なので，いったん血腫ができると逃げ場がなく，すぐに神経を圧迫する。術者は閉創直前まで出血の確認を怠ってはならない。もし，血腫が疑われた場合には速やかに血腫除去を行う準備に取り掛かる必要がある。また，血腫でトラブルを起こすのはほとんどが24時間以内であり，特に術後6時間以内に多く発生する。

術後や深夜に患者を診るのは多くは看護師であり，看護師の力量も血腫トラブルを避けるのには大きく影響する。普段から看護師に指導することが大切である。下肢の激痛やしびれの増強，血圧の上昇，術中に出血していたのに術後ドレーンではあまり出ていない，もしくはドレーンには出ていないのに被覆しているガーゼへの出血汚染

などは血腫を予兆するサインとして見逃さないようにする。著者らはドレーンを2日目に抜去するようにしている。

棘突起骨折

正中の棘突起起始部の骨を過切除すると棘突起骨折を起こす。円筒型レトラクターを倒し過ぎず，トライアングルを掘削する際には，反対側の棘突起皮質骨や椎弓の背側皮質骨を削りすぎないように注意しなければならない。ノミを使用するときも同様で，角度に注意しなければならない。棘突起骨折を起こすとextension block機能の破綻をきたしてしまう。

除圧不足

主に反対側の除圧不足が問題となる。黄色靱帯の取り残しや上関節突起の内側の骨性圧迫の除圧不足などが原因と考えられる。

傍椎間関節嚢腫

Ikutaら[9]は内視鏡下除圧術の術後8.6％に，吉本ら[10]は術後3.8％に生じたと報告している。

> **NEXUS view**
>
> 限られた視野の中で，十分な範囲の除圧を行うためには，周到な術前計画および手技の精通が必要である。十分なMEDの手技に慣れてから，腰部脊柱管狭窄症の手術に取り組み，また手術トレーニングや専門医のいる施設での手術見学などによってlearning curveを乗り越えることが可能になる。

下関節突起骨折 図14

進入側において椎間関節を過切除したり，もともと椎間関節の角度が立っているもの，関節の幅が狭いものなどでは起こしやすい。術前の計画通りに骨切除を進め，進入側はなるべく円筒型レトラクターを垂直に立てて，サージエアトームの側面での掘削や弯曲のついたケリソン鉗子やノミなどを使用し，トランペット状に削るようにする。もし起こした場合には固定術の追加も考慮する。

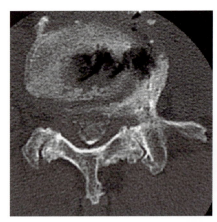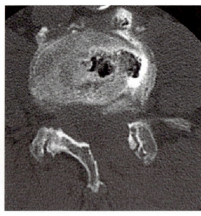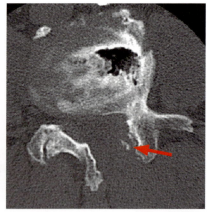

矢印：骨折部位

図14 進入側において椎間関節を過切除したために生じた下関節突起骨折

文献
1) Foley KT, Smith MM. Microendoscopic discectomy. Tech Neurosurg 1997；3：301-7.
2) 吉田宗人, 麻殖生和博, 角谷英樹, ほか.後方進入脊椎内視鏡下手術の適応と臨床応用-315例の検討. 臨整外 2004； 39：563-9.
3) 中川幸洋.腰部脊柱管狭窄症に対する内視鏡下後方除圧術. OS NOW Instruction 10脊椎の低侵襲手術　患者負担を軽減する手術のコツ. 東京, メジカルビュー社； 2009, p143-160.
4) 生田 光.MEDによる腰部脊柱管狭窄症に対する除圧術-進入側の椎間関節を温存するための手術手技-. J MIOS 2010；57：11-20.
5) 長谷川和宏, 下田晴華.腰部脊柱管狭窄症に対する内視鏡下除圧術. MB Orthop 2012；25：27-33.
6) 南出晃人, 吉田宗人.腰部脊柱管狭窄症に対する脊椎内視鏡手術. MB Orthop 2014；27：220-6.
7) 長谷川 徹：腰椎後方内視鏡手術の将来展望と限界. 日整会誌 2011；85：864-7.
8) 長谷川 徹.4.C.高位レベル誤認のピットフォールと予防法.脊椎内視鏡下手術-基本手技から技術認定まで-.四宮謙一, 出沢 明編. 東京, 南江堂；2007,p.128-132.
9) Ikuta K,Toho O,et al.Prevalence and clinical features of intraspinal fascet cysts after decompression surgery for lumbar spinal stenosis. J Neurosurg Spine 2009；10：61-622.
10) 吉本三徳, 宮川 健, ほか.腰部脊柱管狭窄症に対する内視鏡下筋肉温存型椎弓間除圧術（ME-MILD）の臨床成績 -2年以上経過例について-.別冊整形外科 2013；63：173-7.

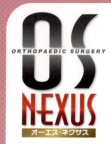

IV. 腰椎：腰部脊柱管狭窄症，すべり症

顕微鏡下分離除圧術

広島大学大学院医歯薬保健学研究院整形外科学　田中　信弘

Introduction

術前情報

●適応と禁忌

　本手術の適応は不安定性によるものではなく，分離部の神経根絞扼が主となる病態が適応となる[1]。Weinerら[2]は本術式の適応を腰痛がごく軽度の片側神経根症状で，すべり率が25％以内のものとしており，Sairyoら[3]も内視鏡下除圧術の適応を腰痛のない神経根症で脊椎不安定性がなく，40歳以上としている。

　著者らは，①画像的な不安定性が少ない，②一側神経根症状が主であり，腰痛はないか軽度，の症例を適応としている。

　①に関しては，すべり率25％以上の高度のすべり，あるいは前後屈動態撮影でslip angleが大きな症例については除圧後の不安定性増強，神経症状遺残などの危険性もあることを理解しておく。MRIでは椎間板変性の少ないもの，あるいは逆に椎間板が高度に変性し，椎間腔が狭小化している例では不安定性が少ないとされ，本術式の良い適応となる[4]。

　②に関しては，障害神経根（L5分離症の場合は通常L5根）の選択的神経根ブロックを行い，症状が軽減することを確認している。ブロックでも緩和されない症状は分離，あるいはすべりそのものによる疼痛の可能性があり，分離部修復術あるいは脊椎固定術の適応となる。

●麻酔

　マーキングとして，あらかじめ棘突起に18G注射針を刺入し，X線撮影を行っておく。

　麻酔は全身麻酔で，術中脊髄モニタリングを併用する際にはプロポフォールによる全静脈麻酔とする。

●手術体位

　ホールフレームを用いて腹臥位で行う。通常罹患椎は前方に傾斜しているため，除圧椎弓を水平にするように手術台頭側を挙上しておく。

手術進行

1. 皮切・展開
2. 部分椎弓切除
3. 椎弓根部分切除
4. bony ragged edge切除
5. 線維組織の切除
6. 神経根周囲瘢痕組織の切除
7. 早期の後療法

① 分離部bony ragged edgeにより神経根は強く狭窄している。
② ダイヤモンドバーを用いて分離部骨組織をegg-shell状に除圧する。
③ 分離部線維組織は十分に止血し，メスで一塊として切除する。

手術手技（L5分離部除圧）

1 皮切・展開

　L4棘突起からL5棘突起にいたる約5cmの正中切開を加える。皮切の長さは使用する開創器や患者の体型により適宜延長する。

　筋膜を切開し，傍脊柱筋をL4，5棘突起，椎弓から剥離して展開する。分離部の中枢および末梢の椎弓を骨膜下に展開する 図1 。この際L4/5椎間関節は関節包を含めて温存しておく。その後マックロー開創器（V.Mueller®，CareFusion Corp. San Diego，CA）を設置する 図1 。術野は予想よりも深くなるので，深い術野を確保できる開創器の使用が望ましい。

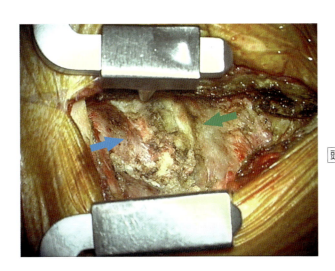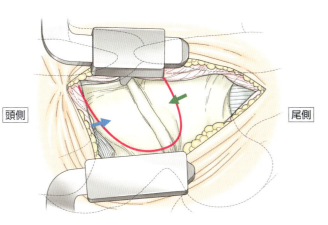

図1 分離部の展開

分離部（図中央部）の中枢（青矢印），末梢椎弓（緑矢印）を展開する（赤線は椎弓切除部位の目安）。

2 部分椎弓切除

椎弓分離部を展開後，手術用顕微鏡を術野に導入する．分離部中枢と末梢の椎弓部分切除を行う（図1 赤線部分）．低倍率の視野で解剖学的位置関係の把握後，径4mmのスチールバー，ついでダイアモンドバーを用いて椎弓切除を行う．椎弓切除の幅は頭尾側ともに約5mm程度とする．外側は椎弓根外縁の椎間孔出口部まで除圧ができるように十分に椎弓切除を行っておく．この際の解剖学的指標は椎弓根の外縁であり，一部椎弓根が露出するまで骨切除しておく 図2 。

> **NEXUS view**
> 椎弓切除に伴い分離部周辺の浅部の軟部組織は鉗子などで切除しておく．術後の不安定性を防ぐため，上位椎間関節への侵襲は最小限にとどめる．

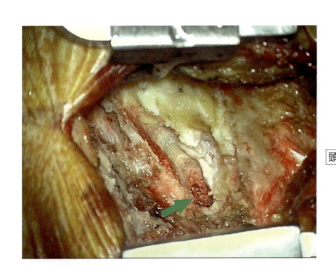
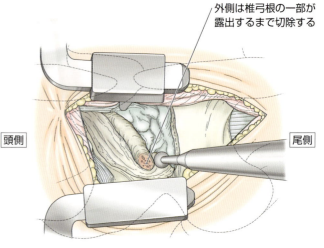

外側は椎弓根の一部が露出するまで切除する

頭側　尾側

図2 部分椎弓切除
椎弓切除幅は頭尾側ともに約5mm程度とする．

3 椎弓根部分切除

　径4mmもしくは3mmのダイヤモンドバーを用いて頭側椎弓を椎弓根に向かってさらに切除し，椎弓根の海綿骨が露出するまで削っておく 図3a 。ついで椎弓根内下縁の皮質骨を慎重に切除する。椎弓根のすぐ尾側には神経根が走行しているため，除圧操作により神経根損傷を生じる危険性があり，慎重な操作が求められる 図3b 。椎弓根海綿骨部には骨蝋を塗布して止血しておく。

> **NEXUS view**
> 　分離部を直接切除しようとすると予期しない出血を生じて，その後の手術操作の妨げとなる。また障害神経根は頭尾側方向に骨により圧迫されていることも多く，必要十分な骨切除を行わないと除圧不足を招くことになる。そのためまずは骨組織の切除を主眼におき，骨組織を十分に菲薄化しegg-shell状に切除して最終的に軟部組織を切除する順序で除圧を行う。解剖学的位置関係が把握しにくい症例もあるので，上位椎弓根の内下縁から骨切除を行うようにする。

a

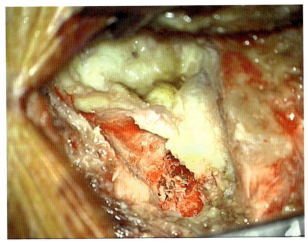
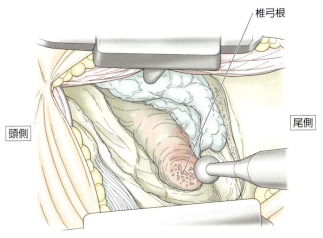

b

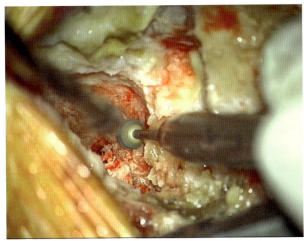
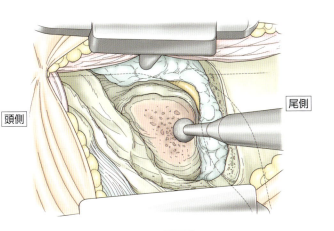

図3 椎弓根部分切除
a：頭側椎弓を椎弓根海綿骨が露出するまで削開する。
b：椎弓根内下縁の皮質骨を慎重に切除する。

4 bony ragged edge切除

　多くの症例では椎弓根部で分離端の頭側骨片（bony ragged edge）と分離部の線維組織により神経根は圧迫されている。椎弓根内下縁からさらに深部に向かってダイヤモンドバーで骨切除を進める。十分に骨を菲薄化したのち，小鋭匙を用いて骨を切除して神経根を露出する 図4 。

　bony ragged edgeはさらに深部で神経根を圧迫しているため，十分な神経根除圧を行うために径3mmもしくは2mmの細いダイヤモンドバーでragged edgeの内部を削っておく必要がある。神経剥離子などで神経根の走行を確認したのち，神経根を損傷しないように注意しつつ小鋭匙，ケリソン鉗子にてragged edgeを切除する 図5 。

> **NEXUS view**
> 神経根周囲の血管から出血をきたした際には，低出力のイリゲーション付バイポーラを用いて凝固する。

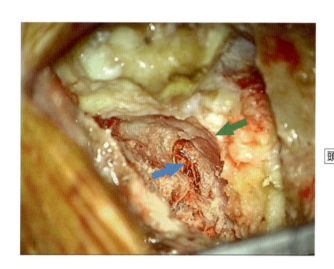
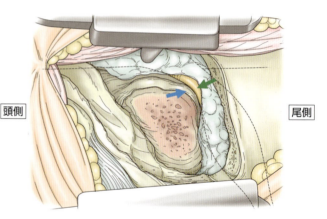

図4 神経根の露出
bony ragged edge（分離端の頭側骨片椎弓，青矢印）により神経根は圧迫されている。骨を十分にegg-shell状に菲薄化した後，神経根（緑矢印）を露出する。

顕微鏡下分離除圧術

a

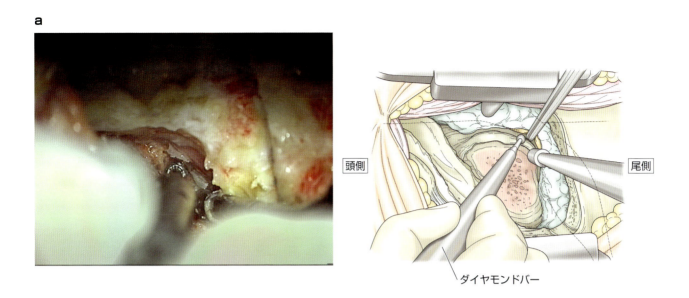

頭側　尾側

ダイヤモンドバー

b

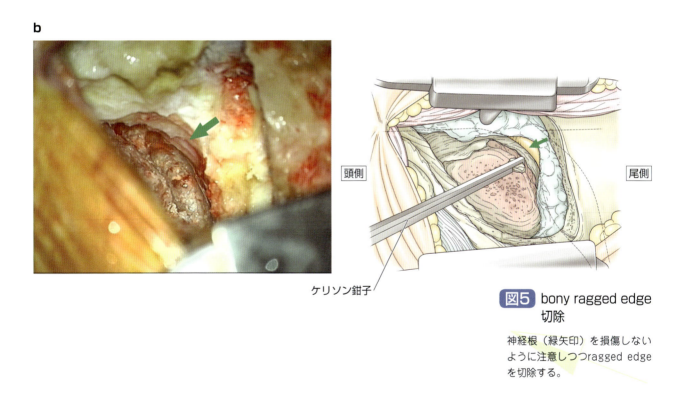

頭側　尾側

ケリソン鉗子

図5 bony ragged edge 切除

神経根（緑矢印）を損傷しないように注意しつつragged edgeを切除する。

173

5 線維組織の切除

　骨組織の切除後，分離部線維組織を切除する．本組織の主体は黄色靱帯であるが，分離部では肥厚・瘢痕化し神経根の圧迫要因となるため，確実な切除が必要となる．線維組織下層には硬膜外静脈叢が発達しており，不用意な切除により出血をきたすため，線維組織のみをメスで切離し一塊として切除するのが望ましい．メスの使用が困難であればケリソン鉗子で切除する．

　摂子で線維組織を持ち上げつつ神経剥離子で硬膜・神経根の間の癒着を剥離する．次いでその端を丁寧に止血し，スピッツメスで切離する 図6 。

a

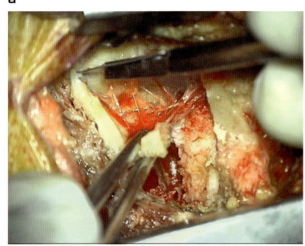 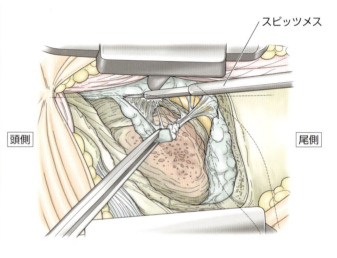

b

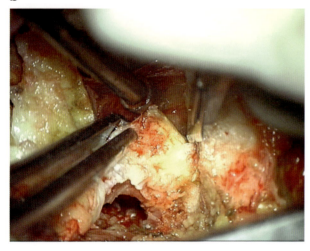 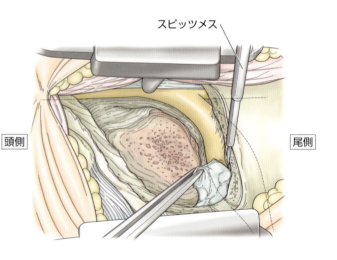

図6 線維組織切除
摂子で線維組織を持ち上げつつスピッツメスで頭側端（a）と尾側端（b）を切離，切除する．

6 神経根周囲瘢痕組織の切除

　線維組織下層と硬膜・神経根周囲には瘢痕組織が介在する。多くは神経根と癒着しているため丁寧に止血した後，切離し線維組織を一塊として切除する 図7a 。止血困難な硬膜外静脈叢からの出血には，インテグラン®（日本臓器製薬），アビテン®（ゼリア新薬工業）などで止血を行う。除圧操作により神経根が頭尾側に十分な可動性が得られる範囲で除圧されていることを確認する 図7b 。bony ragged edgeが残存する場合には，神経根を軽く尾側に神経剥離子で牽引しつつragged edgeを鋭匙や鉗子で切除する。

> **NEXUS view**
> 　特に外側は除圧不足となりやすいので，神経剥離子やプローブなどを神経根に沿って挿入し，椎間孔外側まで十分に除圧がなされたことを確認しておく。
> 　L5/S1椎間板により神経根が圧迫されることもあるため，L5神経根尾側に位置する椎間板を探索し，必要に応じてヘルニア切除を追加する。

a

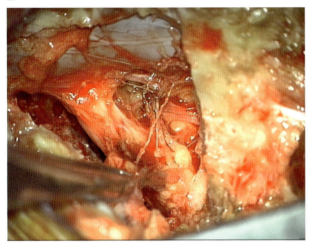 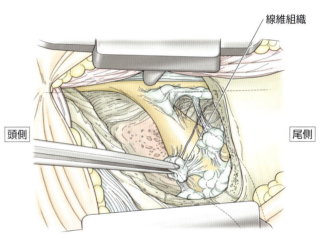

b

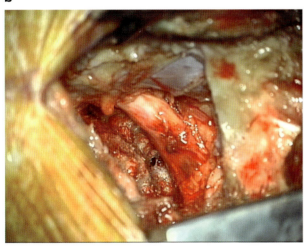 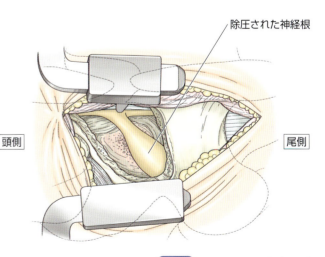

図7 神経根周囲瘢痕組織

a：線維組織下層の神経根周囲瘢痕組織を凝固，切離し，線維組織を一塊として切除する。
b：十分な神経根除圧が得られたことを確認する。

7 早期の後療法

術後の後療法は，通常の腰椎手術と同様に行う。術後1〜2日で創部ドレーンを抜去したのち，ダーメンコルセットを装着して立位・歩行を開始する。

本法は手術用顕微鏡下に除圧することで脊椎の支持性も温存され，早期リハビリテーション，早期社会復帰も可能である。しかし必要最小限の除圧を行うため，除圧不足や血腫などをきたす危険性もあり，神経症状の推移に留意しておく必要がある。

> **NEXUS view**
>
> 　本術式においては手術適応を厳密に選択することが肝要である。すべり椎間の不安定性に由来せず，分離部周囲の圧迫性神経根絞扼が主因と思われる病態に対して顕微鏡下分離部除圧は有用な術式となる。手術用顕微鏡下に操作することにより神経組織の除圧が確実かつ安全に行える。
>
> 　本術式は固定術などに比べ遥かに低侵襲であり，必要最小限の骨切除で除圧することにより脊椎の支持性も温存される。

文献

1) 馬場逸志，住田忠幸. 根症状を伴う分離・すべり症の手術.MB Orthop 1997；10：99-109.
2) Weiner BK, McCulloch JA. HYPERLINK "http://www.ncbi.nlm.nih.gov/pubmed/8814159" Microdecompression without fusion for radiculopathy associated with lytic spondylolisthesis.J Neurosurg 1996；85：582-5.
3) Sairyo K, Katoh S, et al. HYPERLINK "http://www.ncbi.nlm.nih.gov/pubmed/12691388" A new endoscopic technique to decompress lumbar nerve roots affected by spondylolysis. Technical note. J Neurosurg 2003；98：290-3.
4) Tanaka N, An HS, et al. The Relationship between Disc Degeneration and Flexibility of the Lumbar Spine. The Spine Journal 2001；1：47-56.

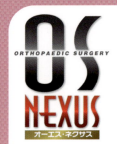

IV. 腰椎：腰部脊柱管狭窄症，すべり症

腰部脊柱管狭窄症に対する棘突起間スペーサによる間接的除圧術

日本赤十字社医療センター脊椎整形外科　久野木順一
日本赤十字社医療センター脊椎整形外科　増田　和浩
日本赤十字社医療センター脊椎整形外科　河村　直洋

Introduction

　腰部脊柱管狭窄症に対する手術療法において，近年間接的除圧術が注目されつつある。
本症の発症機序として腰椎の加齢的変化を基盤とした腰部脊柱管中心部，外側部，椎間孔部における狭窄が重要であることはいうまでもないが，さらに姿勢性要素，動的要素も重要である。したがって姿勢性要素や動的要素を管理することにより症状を改善できる可能性がある。多くの腰部脊柱管狭窄症では立位や歩行，腰椎の伸展により症状は悪化し，座位と腰椎前屈で改善する。手術療法としては後方除圧，すなわち椎弓や椎間関節の部分的切除により静的な圧迫要素を取り除くことが標準的な治療法となっている。これに対し責任椎間の固定術または制動術により腰部脊柱管をある程度拡大し，さらに症状悪化の主因となる腰椎伸展を制限することにより，神経組織および硬膜外腔を操作することなく症状の改善を図るのが間接的除圧術である。

　古くから行われている腰椎前方椎体間固定術は腰椎変性すべり症を伴う腰部脊柱管狭窄症に対しても優れた臨床成績が報告されているが，本法は間接的除圧術としての側面も大きいと考えられる[12]。最近では側方進入腰椎椎体間固定術（XLIF），前側方進入腰椎椎体間固定術（OLIF）による間接的除圧術も注目されつつある。

　これに対して棘突起間スペーサによる間接的除圧術は，責任椎間の伸展を制限することにより腰部脊柱管をある程度拡大し，さらに症状悪化の主因となる腰椎伸展を制限することにより症状の改善を図るものである。腰椎前方椎体間固定術では責任椎間の可動性はすべて損なわれるのに対し，棘突起間スペーサによる間接的除圧術では腰椎の伸展のみが制限され，屈曲，側屈，回旋は基本的には術後も温存される。さらに最も小侵襲であり局所麻酔下で施行できるのが特徴である。

術前情報

●原理

　棘突起間スペーサによる間接的除圧術は，責任椎間の伸展を制限することにより腰部脊柱管をある程度拡大し，さらに症状悪化の主因となる腰椎伸展を制限することにより症状の改善を図るものである。

●適応と不適応

　本術式により脊柱管面積および椎間孔面積はMRI上各々18%，25%拡大するという報告があるが[11]，後方除圧術に比して除圧効果は限られたものであり，高度の狭窄例には適応となり得ない。

　姿勢性要素や動的要素の軽減により症状の改善が期待できる中等症以下の症例で，前屈位や座位で症状が消失する神経性間欠跛行に適応となる。安静時にも症状がある患者には適応とならない。安静時下肢痛，しびれがなく，明らかな麻痺症状のない症例が適応となる。麻痺の程度については筋力低下がないか，MMRT 4程度の軽度の筋力低下

手術進行

1. 皮切・展開
2. インプラントサイズの決定
3. インプラントの挿入
4. 固定ネジの取り付け
5. 術後管理
6. 考察

までが適応である．狭窄椎間についても1椎間または2椎間までが適応となる．

　本法の原理および作用機序を考慮し，以下の場合には禁忌となる．
・分離症・分離すべり症
・グレード2以上の変性すべり症
・対象椎体に強直がある患者
・棘突起または関節間部の急性期骨折患者
・側弯症患者（コブ角度が25°を超える場合）
・急性馬尾症候群患者
・神経圧迫による馬尾症状を有する以下の患者
　　安静時にも継続する両側性の下肢痛，しびれ，筋力低下を有する患者
　　神経性の膀胱・直腸機能障害を有する患者
・重症骨粗鬆症患者（骨密度がYAMの70％未満の患者で骨脆弱性亢進による骨折が1つ以上存在する患者）
・活動性の全身性感染症あるいはインプラント留置部位の局所的感染症のある患者
・チタン，チタン合金，PEEKなどに対しアレルギーのある患者
・屈曲時に罹患椎間の棘突起間が拡大しない場合．
・L5／S1椎間については，S1棘突起の形状により通常は適応されない．

●麻酔

　全身麻酔下または局所麻酔下で行う．

　消毒，ドレッシング後，キシロカインまたはマーカインを用いて手術部位に局所麻酔を行う．

●体位とマーキング

　腹臥位または右下側臥位で行う．当初は全身麻酔下腹臥位で施行したことがあるが，通常は局所麻酔下右下側臥位で実施している．重篤な全身合併症により全身麻酔を施行できない例が少なくないこと，右下側臥位では術中に腰椎屈曲を強くし，インプラント挿入がより容易となるためである．

　腸骨稜，上後腸骨棘，L4，L5，S1棘突起の触診後，L4棘突起に局所麻酔下で18G針を刺入してX線撮影を行い，マーキングとする．マーキング部を中心に無影灯の調整を行う．

❶良好な視野を確保して，インプラントを適切な位置に挿入する．
❷インプラント挿入の際には，腰椎屈曲を強める．

手術手技（局所麻酔下でL4／5高位のインプラント挿入）

1 皮切・展開

患者を右下側臥位とし，腰椎を屈曲位にする。

皮膚切開（皮切）は，L4／5棘突起間を中心に5cm程度とする 図1 。筋膜，棘突起周囲の多裂筋内，必要に応じて脊髄神経後枝のブロックを追加する。L4棘突起とL5棘突起を確認してからL4／5棘間・棘上靱帯にマーキングのために針糸をかけて縫合し，L4棘突起に刺入された18G針を抜去する。ツッペル綿球で筋膜と皮下脂肪間を剥離し，筋膜を展開する。

棘上靱帯に沿って筋膜を切開するが，棘上靱帯は必ず温存する必要があるので，棘突起の左右の筋膜を1.5cm程度の間隔を置いて切開する 図2 。コブエレベータを使用し，棘突起に沿って椎弓まで筋組織を剥離する。

> **NEXUS view**
> ゲルピ型開創器を使用して椎弓まで切開する。このときの展開が不十分であるとインプラントの設置位置が背側になりやすいため，棘突起の基部から椎弓にかけて十分に直視できるように展開する。

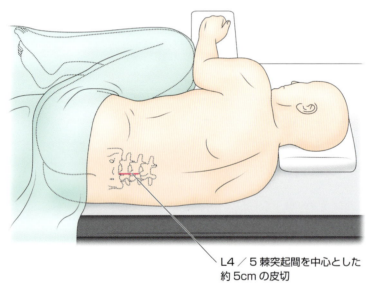

図1 体位と皮切

L4／5棘突起間を中心とした約5cmの皮切

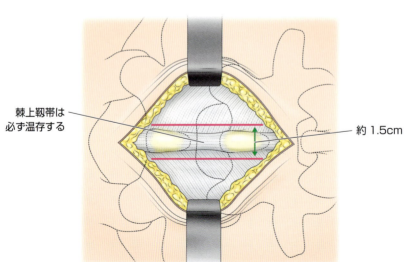

図2 棘上靱帯の温存

棘上靱帯は必ず温存する必要があるので，棘突起左右の筋膜を約1.5cmの間隔を置いて切開する。

棘上靱帯は必ず温存する

約1.5cm

スモールカーブダイレータを，先端が椎弓に接するまでできるだけ前方に進める 図3 。スモールカーブダイレータは，先端が棘間靱帯に接するまで90°回転させ，穿孔するのがコツである。ラージカーブダイレータを使用する前に，最適の設置位置になっていることを術中透視画像またはX線で確認するが，棘突起の基部から椎弓にかけて十分に展開されている場合には省略してもよい。同様の方法で，ラージカーブダイレータで棘間靱帯を穿孔して拡張する。

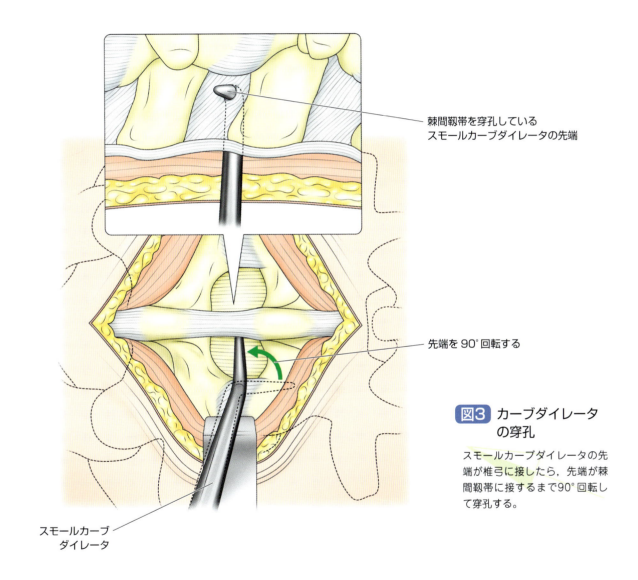

棘間靱帯を穿孔している
スモールカーブダイレータの先端

先端を90°回転する

スモールカーブ
ダイレータ

図3 カーブダイレータの穿孔

スモールカーブダイレータの先端が椎弓に接したら，先端が棘間靱帯に接するまで90°回転して穿孔する。

椎間関節が肥大していて，インプラントを前方の最適な位置へ設置する妨げとなっている場合には，後方に突出した骨組織はリウエルやソノペットでトリミングする。ディストラクトサイザを棘突起間の前方でパイロットホールに挿入する。挿入するためのガイドとして左の人差し指を用いるとよい。ディストラクションの前後で，棘上靱帯の張り具合を触診する 図4 。抵抗を感じるまで，ゆっくりとハンドルを握る。このとき5本の指で握らないで，親指・人差指・中指の3本で握り，無理な力が加わらないように注意する。抵抗を感じた時点でディストラクトサイザのハンドルを固定する。靱帯を弛緩させるために，2，3分間待つ。再度，ゆっくりとハンドルを握り，棘突起間のスペーサーが拡大したか否かを確認する。

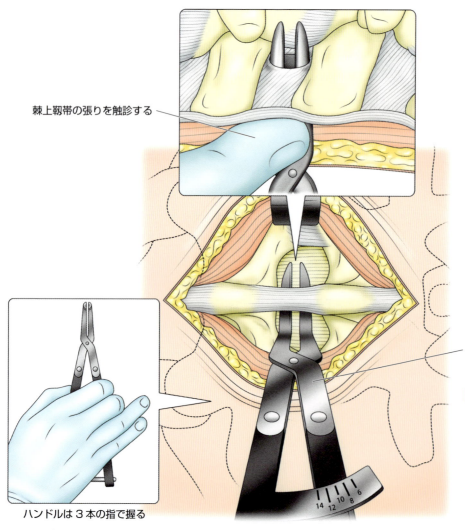

棘上靱帯の張りを触診する

ハンドルは3本の指で握る

ディストラクトサイザ

図4 インプラントサイズの決定

ディストラクトサイザを棘突起間の前方でパイロットホールに挿入する。ハンドルは親指・人差指・中指の3本で握り，無理な力が加わらないように注意する。

2 インプラントサイズの決定

　ディストラクタサイザで計測したサイズが 12mm，14mm もしくは 16mm の場合は，4mm 小さいサイズのトライアルスペーサーから使用する。計測したサイズが 8mm もしくは 10mm の場合は，8mmのトライアルスペーサーから使用する。パイロットホールにトライアルスペーサーのトライアルウィングが，棘突起に接触するか先端にある黒いラインが反対側にみえるまで挿入する 図5 。

> **NEXUS view**
> 　棘上靱帯を触診した感覚（張った状態）によって，適切なサイズを決定する。サイズ選択に迷ったら，小さいほうのサイズを選択する。
> 　棘突起を損傷しないため，ディストライトサイザはゆっくりと優しく使用する。

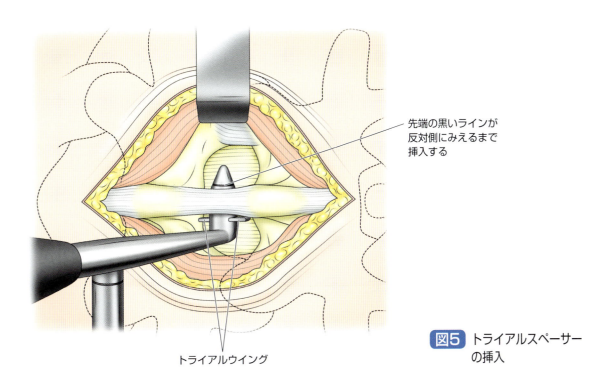

図5 トライアルスペーサーの挿入

3 インプラントの挿入 図6

　スペーサーインサータのハンドルを棘突起に平行にする。スペーサーインサータの先端部を45°傾けることにより，棘突起間への挿入が容易になる。インプラントをパイロットホールに通すために，左手の人差し指をガイドとして使用する。インサータを設置したままで，インプラントが前方に設置されていることを確認する。

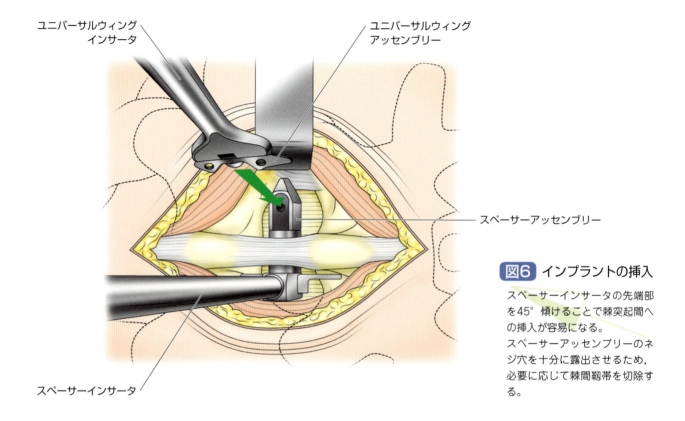

図6　インプラントの挿入
スペーサーインサータの先端部を45°傾けることで棘突起間への挿入が容易になる。
スペーサーアッセンブリーのネジ穴を十分に露出させるため，必要に応じて棘間靱帯を切除する。

4 固定ネジの取り付け

ユニバーサルウィングアッセンブリーの固定ネジをスペーサーアッセンブリーのネジ穴の上方に保持する（短いウィングが尾側）。固定ネジをネジ穴に近づけ，ウィングが棘突起の側面に沿うように調整する 図7 。

> **NEXUS view**
>
> 固定ネジをネジ穴に挿入し，固定ネジがしっかりと締まるまでユニバーサルウィングインサータのエンドキャップを時計回りに回す（約6回転）。続いて，反時計回りに半回転させて固定ネジを緩める。トルクリミットヘックスドライバで，カチッという音が2回するまで固定ネジを締める。

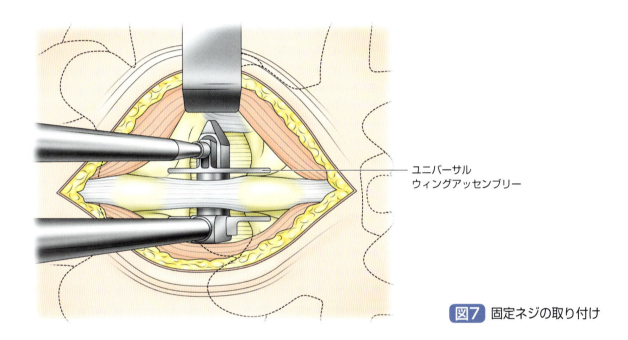

図7 固定ネジの取り付け

ユニバーサルウィングアッセンブリー

X線透視画像またはX線でX-STOPが適切な位置に設置されていることを確認する 図8 。固定ネジの破損を防ぐため，2本のインサータを平行に保ちながらユニバーサルウィングインサータを取り除く。

　手術創を十分に洗浄し，ドレーンを置かずに筋層と筋膜，皮下，皮膚と各層を縫合する。皮下と筋膜の間に死腔ができないように縫縮しておく。

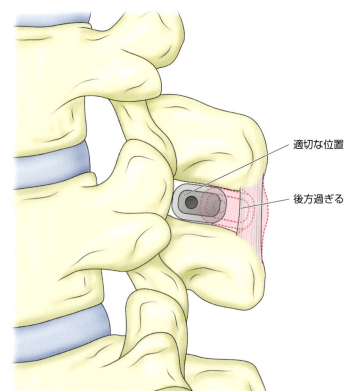

図8 インプラントの位置の確認

インプラントは可及的前方で椎弓近くに設置する。

5　術後管理

　疼痛の程度にもよるが，通常は術直後より軟性コルセットを装着して歩行を許可する。下肢痛や間欠跛行は術直後の歩行開始時に軽快している場合が多い。翌日退院とし，1週後に外来で手術創をチェックする。

　棘突起骨折とインプラントの脱転を防ぐために，3カ月間は腰椎の後屈を制限する。前屈，側屈については特に制限しない。運動は徐々に許可するが，腰椎回旋と後屈を伴う運動は3カ月後より徐々に許可する。

対象と臨床成績

2011年1月～2012年9月にかけて74例（男性49例，女性25例），88椎間（L4/5：68，L3/4：18，L5/S：2）にX-STOPを実施した。そのうち術後2年以上経過観察が可能であった28例（男性22例，女性6例），29椎間（L4/5：27，L3/4：2）の臨床成績を調査した。同一時期に腰部脊柱管狭窄症に対し，椎弓形成術により後方除圧を実施した25例（男性15例，女性10例），31椎間（L4/5：25，L3/4：6）をコントロール群とした。平均年齢はX-STOP群で73.3歳（53〜88歳），コントロール群で72.0（60〜86歳）であった。手術時間と出血量は表1のごとくであった。合併症についてはX-STOPを実施した74例について調べた。

治療効果の評価は，Zurich Claudication Questionnaire（ZCQ）を用い，治療開始前，術後6週目，6カ月目，12カ月目，24カ月目に行った。

下肢痛はVASで評価した。

ZCQのうちsymptom severityはX-STOP群とコントロール群ともに術後1年と2年で有意に改善し，両群の間に有意差はなかった図9。

Physical functionも術後1年，2年ともに有意に改善しており，両群の間に有意差はなかった。

Patient satisfactionについても術後1年，2年ともに両群の間に有意差はなかった図10。

下肢痛VASではX-STOP群で術前7.2，術後1年が2.9，術後2年が3.5と有意に改善していた。下肢痛VASの改善についても両群の間に有意差はなかった図11。

	X-STOP	除圧術
症例数（男性／女性）	22／6例	15／10例
年齢	73.3歳（53〜88歳）	72.0歳（60〜86歳）
手術レベル	L4/5：27　L3/4：2	L4/5：25　L3/4：6
手術時間	50分（38〜72分）	88分（56〜124分）
出血量	48mL（10〜100mL）	180mL（50〜440mL）

表1　対象症例

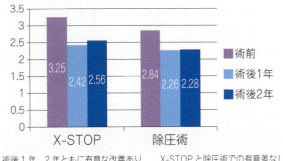

術後1年，2年ともに有意な改善あり　　X-STOPと除圧術での有意差なし
$p < 0.05$　Welch's t-test　　　　　　Fisher's exact test

図9　ZCQ（symptom severity）

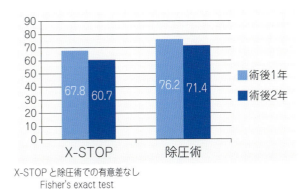

X-STOPと除圧術での有意差なし
Fisher's exact test

図10　ZCQ（patient satisfaction）

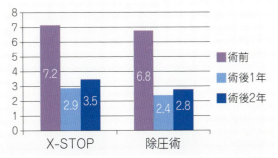

術後1年，2年ともに有意な改善あり　　X-STOPと除圧術での有意差なし
$p < 0.05$　Welch's t-test　　　　　　Fisher's exact test

図11　下肢痛のVAS

合併症

合併症は74例のうち5例に生じた。内訳は棘突起骨折が1例，インプラントの後方脱転が3例（そのうち症状再発が2例），表層感染が1例であった。

合併症発生率は5例/74例で6.7%であった（再手術に至ったのは3例）。

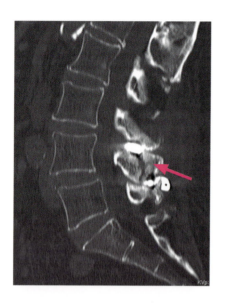

図12 棘突起骨折例の術後CT（81歳，女性）

L4棘突起にsandwich phenomenonを認める。L3/4/5の2椎間狭窄に対して2カ所のX-STOPを行った。術後の経過は良好で症状は軽快していたが，術後2カ月に腰椎を伸展した際，腰痛とともに下肢症状が再発し，X-STOPに挟まれたL4棘突起の骨折を生じた[3]。遠方からの来院例のため，追加手術を地元の病院で受けた。

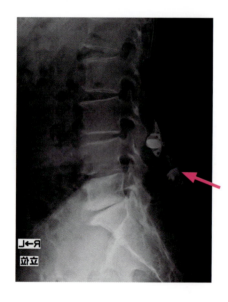

図13 L4/5間インプラントの後方脱転例（75歳，男性）

L3/4/5の2椎間にX-STOPを行った。術後のX線像では特に問題はなく，症状も改善し，自宅退院となった。術後2カ月に背部の違和感と症状の軽度の再発が出現したため，X線を撮影したところ，L4/5のインプラントが後方に脱転していた。症状再発の程度が軽いため，保存療法で経過をみている。この症例は罹患椎間での椎間関節変性と骨増殖が強く，インプラントの設置が後方になりやすい状態であったことが原因と考えられた。

以降は，術前に全例CTを撮影し，椎間関節の隆起が強い症例については，術中にソノペットで隆起部分を可及的に切除し，できるだけインプラントを前方に設置するようにしている。

再発と再手術

調査時点で，74例のうち6例に対して再手術を施行した。棘突起骨折例，インプラントの後方脱転例以外にも症状の再悪化に対してインプラントの抜去，椎弓部分切除または椎弓形成手術による後方除圧を追加した。

6 考察

　腰部脊柱管狭窄症に対する手術療法として，各種除圧術あるいは固定術が一般的に行われ，良好な成績が報告されているが，神経合併をはじめとする合併症のリスクが常に存在する。また全身合併症をもった高齢者も多く，手術の低侵襲化，入院期間の短縮も求められている。棘突起間スペーサによる間接的除圧術は局所麻酔下でも行える低侵襲の除圧術であり，手術の低侵襲化，神経合併症の回避，入院期間の短縮，治療コストの削減が期待されてきた[1,6]。Zuckermanら[8,14]は短期および中期において除圧術と同様な良好な成績を報告している。当院のZCQによる臨床評価においても1年目，2年目の臨床所見重症度，患者満足度ともに後方除圧術と同等であった。治療コストについてもGrantら[1]は，椎弓切除術に比べ本法での優位性を報告している。

　しかし骨粗鬆症などの骨脆弱性を伴う高齢者の棘突起のみで椎間の制動を図る本法では，棘突起骨折[3,7]，インプラントによる棘突起圧壊，インプラントの脱転に伴う症状の再発は避けられない問題点といえる。特に症状の再発と再手術の頻度は無視できない最大の問題であり，再手術の頻度の高さより本法に否定的な報告も少なくない。再手術の頻度は4.6～85％と諸家により大きく異なるが，これは手術手技とともに手術適応の違いが大きな要因となっている可能性がある[4,5,7,9,12]。本法では患者選択，手術適応，手術手技などの違いが後方除圧以上に臨床成績に大きく影響することが考えられる。

　Lonneら[10]は，小侵襲後方除圧群とX-STOP群との間でのZCQ評価において，1年目，2年目とも成績に有意差はなかったが，再手術の頻度は各々4.9％，25％とX-STOP群で高く，odds比は6.5であったと報告している。合併症の頻度は同等であったが，後方除圧群では馬尾障害や排尿障害などのより重篤な合併症が含まれていたとしている。

　自験例では調査時点で8％（6/74例）に再手術を施行しているが，その後も散発的に再手術例がみられ，長期的には再手術の増加が懸念される。

　もともと本法は中等度の臨床症状，障害を有した腰部脊柱管狭窄症に適応されるべきとしているが，中等症と重症の区別すら厳密なものとはいえない。腰部脊柱管狭窄症における重要な症状である間欠跛行，疼痛の程度も経過により大きく変化することが少なくないからである。後方除圧術の手術適応をそのまま間接的除圧術に適応すれば，再悪化例や再手術例の増加は避けられない。後方除圧術と間接的除圧術の手術適応はかなり異なったものであると理解すべきであろう。

　Barbagalloら[2]は，棘突起の形態分類と本法による棘突起骨折や脱転などの合併症の頻度について検討し，棘突起間が高度に狭小化した例，V字型に後方に開いている例では，合併症の頻度が高くなるとしている。臨床所見とともに，棘突起の形態分類，functional MRIによる評価などのより詳細な評価を前向きに検討することにより，間接的除圧による合併症や再手術のリスクを減らすことが重要であろう。

> **NEXUS view**
>
> - 当院では，以下の場合にはまず間接的除圧の適応について検討する。
>   ① 全身麻酔不能例
>   ② 除圧術により術後硬膜外血腫合併のリスクの高い例
>   ③ 典型的な臨床所見を認めるが，画像上の狭窄が軽度の例
>   ④ 手術を希望するが，神経操作やインスツルメント使用を嫌がる患者
>   ⑤ 多くの関節病変，運動器障害を合併しており，除圧術の有効性が相対的に少ないと考えられる例
>   ⑥ 全身的合併症があり，症状が比較的軽いため除圧術がためらわれる例
>
> - 本法の原理を十分に理解したうえで本法が適応されば，腰部脊柱管狭窄症に対する有効な治療オプションとなり得る。
> - 手術適応は除圧術より厳密であるべきであり，どのような症例に適応すれば，長期的に安定した成績が得られるかを臨床所見，画像所見を含めて前向きに研究する必要がある。

　本法の有用性と限界を十分に理解したうえで，適応する必要のあることを最後に強調したい。

文献

1) Grant S, Stacey J, Christopher B ,et al. Cost-effectiveness of the X-STOP® Interspinous Spacer for Lumbar Spinal Stenosis　A Comparison with Conservative Care and Laminectomy. Spine 2011；36(5)：E345–56.
2) Barbagallo GM, Olindo G, Corvino L,et al. Analysis of complications in patients treated with the X-STOP interspinous process decompression system: Proposal for a novel anatomic scoring system for patients selection and review of the literature. Neurosurg 2009；665：1111-9.
3) Barbagallo GM, Corbino LA, Olindo G, et al. The "sandwich phenomenon" a rare complication in adjacent, double-level X-STOP surgery：Report of three cases and review of the literature. Spine 2010；35：E96-100.
4) Bjorn H.,et al. X-Stop Versus Decompressive Surgery for Lumbar Neurogenic Intermittent Claudication　Randomized Controlled Trial With 2-Year Follow-up . Spine 2013；38(17)：1436–42.
5) Bowers C, Amini A, Dailey AT, et al. Dynamic interspinous process stabilization：Review of complications associated with the X-STOP device. Neurosurg Focus 2010；28：E8.
6) Burnett MG, Stein S, Bartels R. Cost-effectiveness of current treatment strategies for lumbar spinal stenosis：nonsurgical care, laminectomy, and X-STOP. J Neurosurg Spine 2010；13：39–46.
7) Kim DH, Tantorski M, Shaw J, et al. Occult spinous process fractures associated with interspinous process spacers. Spine 2011；36：E1080-5.
8) Kondrashov DG, Hannibal M, Hsu KY, et al. Interspinous process decompression with the X-STOP device for lumbar spinal stenosis：a 4-year follow-up study. J Spinal Disord Tech 2006；19：323–7.
9) Kutcha J, Sobottke R, Cysel P,et al. Two-year results of interspinous spacer (X-STOP) implantation of 175 patients with neurologic intermittent claudication due to lumbar spinal stenosis. Eur Spine J 2009；18：823-9.
10) Lonne G, Johnsen G, Rossvoll I, et al. Minimally invasive decompression versus X-Stop in lumbar spinal stenosis. Spine 2015；40：77-85.
11) Richards JC, Majumdar S, Lindsey DP , et al. The treatmnent mechanism of an interspinous process implant for lumbar neurogenic intermittent claudication. Spine 2005；30：744-9.
12) Takahashi K, Kitahara H,Yamagata M. Long-Term Results of Anterior Interbody Fusion for Treatment of Degenerative Spondylolisthesis.Spine 1990；15(11)：1211-5.
13) Veerhoof OJ, Bron JL, Wapstra FH, et al. High failure rate of the interspinous distraction device (X-STOP) for the treatment of lumbar spinal stenosis caused by degenerative spondylolisthesis. Eur Spine J 2008；17：188-92.
14) Zucherman JF, Hsu KY, Hartjen CA, et al. A multicenter, prospective, randomized trial evaluating the X-STOP interspinous process decompression system for the treatment of neurogenic intermittent claudication. Spine 2005；30(12)：1351–8.

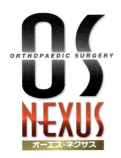

次号予告
2015年7月刊行予定

No.3

手・手関節の骨折・外傷の手術

編集担当　岩崎倫政

I 手・手関節の外傷

- 指尖部損傷　　　　　　　　　　　　　　土田芳彦
- 切断指再接着　　　　　　　　　　　　　辻　英樹
- 新鮮屈筋腱損傷　　　　　　　　　　　　坪川直人
- 陳旧性屈筋腱損傷　　　　　　　　　　　内山茂晴
- 新鮮伸筋腱損傷　　　　　　　　　　　　佐藤和毅
- 急性期の神経損傷　　　　　　　　　　　池田和夫
- 手〜前腕部の軟部組織欠損　　　　　　　河村健二
- TFCC損傷　　　　　　　　　　　　　　　恵木　丈
- 熱傷・電撃傷　　　　　　　　　　　　　古川洋志
- Volkmann拘縮　　　　　　　　　　　　　藤原浩芳

II 手・手関節の骨折

- 指節骨・中手骨骨折　　　　　　　　　　酒井昭典
- 手指DIP・PIP関節内骨折　　　　　　　　島田幸造
- 母指CM関節内骨折　　　　　　　　　　　国吉一樹
- 手根骨骨折（舟状骨骨折，有鉤骨骨折）　山本美知郎
- 手関節脱臼　　　　　　　　　　　　　　松井雄一郎
- 橈骨遠位端骨折（掌側プレート）　　　　今谷潤也

＊項目は一部変更になる場合がございます。

OS NEXUS No.2
頚椎・腰椎の後方除圧術

2015年5月1日　第1版第1刷発行

- ■編集委員　宗田　大・中村　茂・岩崎倫政・西良浩一
- ■担当編集委員　西良浩一　さいりょうこういち
- ■発行者　鳥羽清治
- ■発行所　株式会社メジカルビュー社
  〒162-0845 東京都新宿区市谷本村町2-30
  電話　03(5228)2050(代表)
  ホームページ http://www.medicalview.co.jp/

  営業部　FAX 03(5228)2059
  　　　　E-mail eigyo@medicalview.co.jp

  編集部　FAX 03(5228)2062
  　　　　E-mail ed@medicalview.co.jp

- ■印刷所　シナノ印刷株式会社

ISBN978-4-7583-1381-0 C3347

©MEDICAL VIEW, 2015. Printed in Japan

- 本書に掲載された著作物の複写・複製・転載・翻訳・データベースへの取り込みおよび送信(送信可能化権を含む)・上映・譲渡に関する許諾権は，(株)メジカルビュー社が保有しています．
- JCOPY〈(社)出版者著作権管理機構　委託出版物〉
  本書の無断複写は著作権法上での例外を除き禁じられています．複写される場合は，そのつど事前に，(社)出版者著作権管理機構(電話 03-3513-6969，FAX 03-3513-6979，e-mail：info@jcopy.or.jp)の許諾を得てください．

- 本書をコピー，スキャン，デジタルデータ化するなどの複製を無許諾で行う行為は，著作権法上での限られた例外(「私的使用のための複製」など)を除き禁じられています．大学，病院，企業などにおいて，研究活動，診察を含み業務上使用する目的で上記の行為を行うことは私的使用には該当せず違法です．また私的使用のためであっても，代行業者等の第三者に依頼して上記の行為を行うことは違法となります．